AQUARIUS

AQUARIUS

AQUARIUS

AQUARIUS

Vision

一些人物，
一些視野，
一些觀點，
與一個全新的遠景！

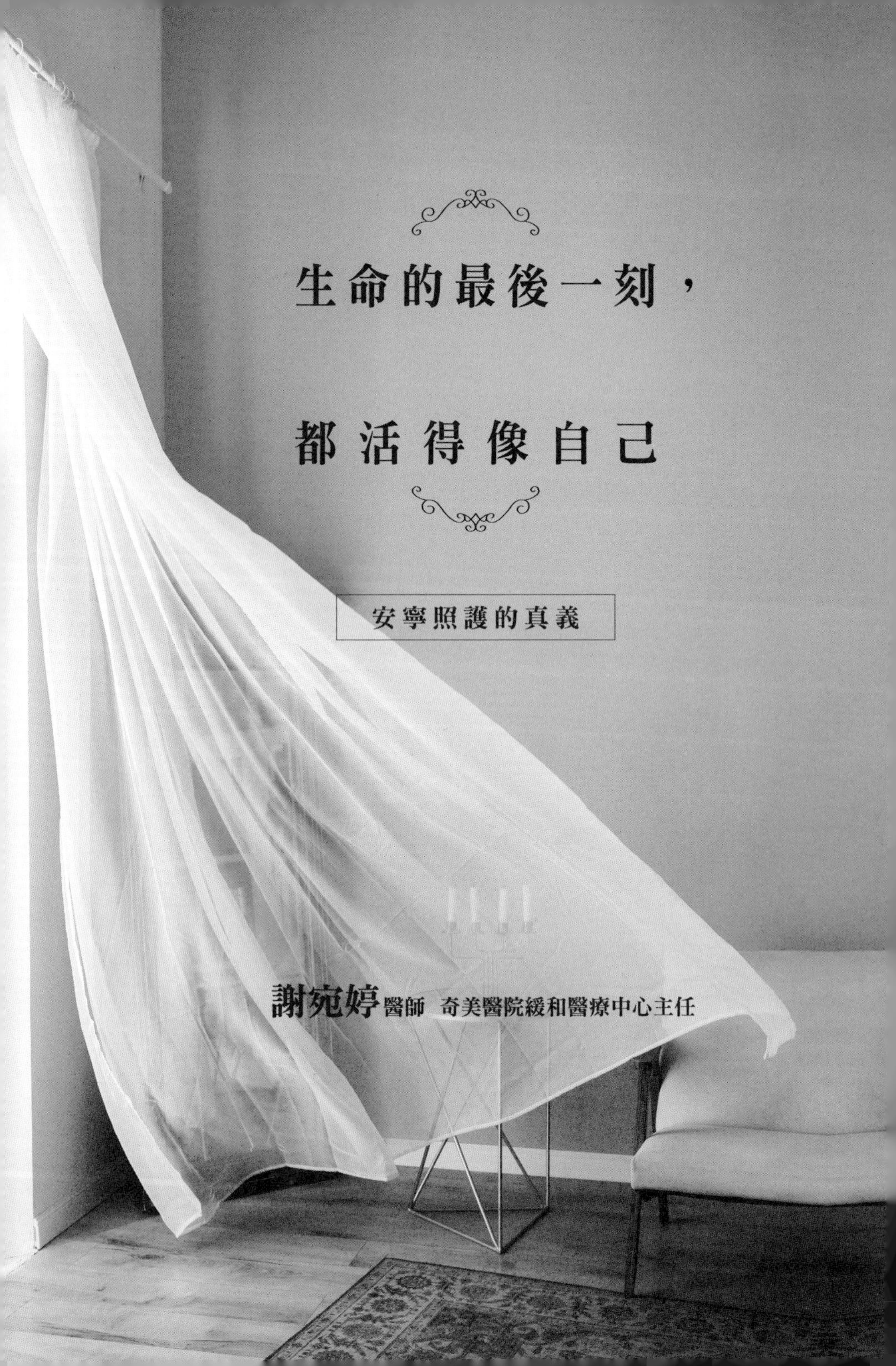

生命的最後一刻，都活得像自己

安寧照護的真義

謝宛婷醫師　奇美醫院緩和醫療中心主任

【推薦序】

珍愛生命，並面對死亡的挑戰

／陳永興（人權文化工作者；醫療奉獻獎得主；精神科醫師）

謝宛婷醫師是家庭醫學和老年醫學的專科醫師，也是奇美醫學中心緩和醫療中心的主任。她是安寧照護和緩和醫療教育的長期推動者，更是對文學、哲學、社會學、心理學、行為科學和法律充滿興趣的生命探索者。她也在台南主持了另類的「版本書店」，並曾獲頒傑出教師與跨職類教學特殊貢獻獎，可見她是一個非常熱愛生命、關懷病患和社會的良醫與仁醫。

這本書是謝醫師在從事安寧照護的行醫生涯中所見所聞，所思、所感、所悟的真摯作品。書中每一篇文章都是真實故事，充滿血淚和人性的掙扎。在每個臨終病人身上，有良心而擅於自我反省的醫師學到了生命的功課。而面對死亡的挑戰，每個病人都有不同的反應，由於每個人有不同的成長背景、工作職業、家庭關係、社會成就、價值觀念、宗教信仰，當然對生命和死亡的看法都不相同。作為臨終照護的醫師如何減少病人的痛苦、看見病人的需要、瞭解病人的心理、找回病人的尊嚴、化解家屬的憂傷、促進臨終者和家屬靈魂的平安，這不只是謝醫師認真學習的功課，也是我們每一個都要經歷死亡挑戰的人們，應該共同學習的人生最重要課題！

謝醫師的臨終病人包羅萬象，有癌症病人、有失智老人、有中風失能者、有囚犯、有未成年的孩子、有成功的企業家、有酒國英雄、有離婚的單親父母、有家庭美滿的先生、有子女在國外趕不及回來見最後一面的疫情隔離者、有子女在病人死後爭奪遺產打官司，要傳喚醫師出庭者，有真心感激照護團隊的家屬，也有威脅要抬棺抗議的家屬……各式各樣的人生百態盡在臨終病人的告別故事中上演。從本書中，令人感受到從事安寧照護的醫療團隊工作同仁所承受的壓力。若不是具備成熟的人格、專業的訓練、同儕的互相支持、人性的關懷和對生命的尊重與對死亡的理解，要陪伴臨終病人有尊嚴地走完最後旅程，絕不是一件容易的事。這件人生最重要的事，值得我們每一個人共同來學習，做好該有的準備，因為這份考卷沒有標準的答案。

我很感動謝醫師在書中所書寫的許多感人的細節，譬如她為失智而且已吞嚥困難、無法進食的臨終病人，準備了病人好久沒喝的咖啡，並說：「董事長，乾一杯。」竟然讓病人露出久未見的笑容，且對方擺好董事長的坐姿，連乾了三杯；她帶達悟族原住民的臨終者出門去看海，又去超商買想吃的東西，病人竟然是拿了一瓶保力達B，又幫太太也帶了一瓶，後來病人過世前，交代把自己喜愛的獨木舟賣給她，去減輕家人的經濟負擔。她寫到獨身在台的臨終病患，女兒從國外趕回來，卻因疫情被隔離而無法立即探望病人。在電話中，她建議讓病患的女兒與病人用視訊通話，卻在準備視訊電話中，病人就走了。她放下手上的電話，整個人癱下來，無法動彈，還好有病房護理師、社工師、心理師站在她背後排成一列撐住她。許多病人的故事在謝醫師的細心、用心、愛心的筆下，令人讀了不禁要掉下心痛的眼淚！我建議讀者們用同理心去感受謝醫師和許多病人的貼心互動以及醫病關係。這是難能可貴的體驗。

我希望有更多人看這本由優秀的安寧照護醫師所寫的傑出作品。在寒流來襲的二月，我收到出版社寄來的書稿，用了一個下午躲在台北寒冷的家中看完後，全身熱血沸騰，一股暖流讓我提筆疾書，一口氣寫完此序文。我誠摯向大家推薦這本好書，這是能讓我們每個人《生命的最後一刻，都活得像自己——安寧照護的真義》的一本書，也是我們要學習珍愛生命，面對死亡挑戰的必讀好書！

【推薦序】

在死亡跟前

／馮以量（馬來西亞臨終關懷推動者）

在死亡跟前，人最需要的是什麼？是醫療的支援，還是情感的支撐？是冷靜地決策，還是溫柔地陪伴？是誰的需求？病人的？醫療人員的？還是家屬？

生命的最後一程，往往是最難以啟齒，也最不知該如何準備的一段旅程。我們害怕失去、害怕痛苦及害怕死亡。在死亡跟前，有一大部分的我們不曉得該把即將凋零的生命安放於何處。

長年投入於安寧療護服務的宛婷醫師，透過她照顧病人的文字書寫，再一次帶我們走入一位位病人的生命故事，直面生死的難題。她的筆觸溫柔而真誠，沒有過於深奧的醫學術語，也沒有過於沉重的說教，而是透過一個個故事，告訴我們如何讓一個個病人活得像自己，即便到了最後一刻。

活得像自己？

什麼是自己？我是誰？我從哪裡來？要往哪裡去？去世前，我需要什麼？這些都是靈魂深處的拷問。病人不是這麼容易就找得到屬於自己真正的答案，更何況是病人的家屬。

許多家屬在面對親人重病時，最常問醫療人員的問題是：「我們還能再做些什麼？」醫學的進步讓我們擁有越來越多的治療選擇，但這些選擇並不總是帶來更好的生命品質。有時候，我們努力挽留生命，卻忽略了病人的感受與需求。有時候，我們聽信「專家」指引，卻讓病人與家屬掉入本來就可避免的痛苦與掙扎。

宛婷醫師讓我們理解到治療的目的，不應該只是著重於延長或縮短壽命，而是讓病人活得有尊嚴，即便是在生命的最後時刻。我們可以從此書看到，對生命尊嚴的維護，不僅體現在用藥的精準拿捏，更體現在對病人各種需求的理解——讓他們在最後的日子裡，仍能以自己想要的方式活著，而不是被疾病、治療或醫療體系裹挾。

這本書不只是討論醫療選擇，更深刻觸及了醫病關係。在死亡跟前，每一個人最真實的情感面都不禁被放大，正如宛婷醫師所說：「生死是關係的照妖鏡。」有人選擇堅強，有人無法接受，有人因為愧疚而堅持治療，有人則選擇逃避，假裝一切都還有希望，有人慣性把過錯歸咎於他人，讓自己好過一些。這些反應都是人之常情。醫療團隊除了要理解病人的需求之外，還要嘗試面對病人家屬各種不同的狀況，這實屬一份很艱難的苦差。

宛婷醫師溫柔地提醒我們，面對死亡，最重要的不是「有沒有做對決定」，而是「有沒有陪伴病人做他想做的決定」，讓他們在最後的時光裡，感受到關愛與理解，而不是孤單與恐懼。以書中的小洛為例，從小洛如何精確計算嗎啡劑量，到她堅持完成送給女兒的繪本，我們看到的不只是醫療決策，而是生命中最真實的掙扎。宛婷的敘述，沒有過度煽情，而是以一種平靜、深刻的方式，讓我感受到醫療工作的真正意義：在醫療與死亡的邊界處，真正能安撫人心的，不能單靠專業技術，更需要搭配理解與尊重。

這本書最打動我的地方，是它讓我看見宛婷除了是醫師，她是一個活生生的女人。她除了擁有敏銳的執行能力之外，在照顧病人及他們的家屬過程當中，難免會受傷、被誤解，甚至會被告。但這些種種，並沒有促使她選擇以「受害者」的身分，去訴說她所經歷的故事，來討取讀者們的憐憫及認同。她深信病人才是自己生命中最重要的主人，所有人都是病人的綠葉之一，大家共同來維護病人真正想要的權益，是她最想要堅持的底線。

於我，這是一個有溫度的人正在建立一段段有溫度的醫病關係，讓一個個病人更溫和地對待自己的生死。她的服務無法盡善盡美，但問心無愧。

藉這篇推薦序，我想讓宛婷知道，她並不孤單。雖然遠在馬來西亞的我，無法和她同行相伴，但是我們都曾經歷類似的劇情。過程中，難免有風雨及荊棘，然而，這些挑戰並不會阻止人性的光亮繼續閃耀。當我們不遺餘力讓病人活成是自己的當兒，我們也會越來越像是自己。這過程，收穫最豐盛的往往是自己。

死亡不是生命的反面，而是生命的一部分。在死亡跟前，我們可以選擇在其中找到活著的尊嚴、溫度與意義。願這本書成為我們最溫柔的指引。

謝謝宛婷在百忙之中完成此書。祝福你，宛婷。

【推薦序】

一位安寧照護醫師的良心真意

／劉紹華（醫療人類學家；中央研究院民族學研究所研究員）

這是一本關於安寧照護的短篇故事集。逐頁翻閱，彷彿進入小津安二郎與是枝裕和的日劇情景，充滿低飽和度色系的自然光畫面，呈現床榻病人走入臨終階段的寫實家庭關係。透過醫者的婆娑之眼，文句溢滿對生命的反思與告別現場的人文道德喟嘆。

閱讀這一篇篇的故事時，我不禁想：宛婷醫師好似拿著一副望遠鏡，臨終階段的親情、法律和醫療全景顯得一目了然；但是，她明明很貼近臨場，並非遠觀。有時，她又像是拿著一副放大鏡，鉅細靡遺地看著病人、家屬，甚至醫療照護者在死亡跟前的不安及掙扎；但是，她努力與他們平等相待，未將眼前受苦之人視為渺小的存在。或許，她拿的只是明鏡，望遠看近存乎於心，洞悉人心的善惡脆弱，也洞見自己的天職感悟。

安寧照護似乎真的是宛婷醫師的天職，她雖然年輕，卻已守在彼岸門前的人間哨口超過十五年。善終，是世人所願，但在維生科技、醫療法規與生活方式充滿現代性難題的今日，卻是多數人最終難以企及的境界，也是醫療現場與資源價值較量的爭議挑戰。

這本書的每一個故事都值得細讀。故事最後還附上「宛婷醫師的暖心錦囊」，提供讀者關於安寧照護的觀念、法律與實作衛教。例如，目前在台灣常見的藉斷食求善終討論，宛婷醫師也從安寧照護的經驗，表達她的不安與見解。有時，看著躍然紙上的堅持，身為讀者的我無法在有限的文字中還原艱困場景，但不論是明白或困惑，我都會為這位醫師如此力行擇善固執而感佩、感動，看見一位安寧照護醫師的良心真意。

宛婷醫師有很多堅持，她希望追求讓病人在生命的最後不要受管路之苦；追求病人臨終前得以享受用嘴進食的快樂；減少病人與家屬的想像和真實病況之間的落差，以避免日後強烈哀傷；甚至避免醫師淪為家屬進行遺產訴訟官司的棋子。曾經，她被幾位擁有複雜家庭關係的家屬威脅控告偽造文書罪，只因家屬想推翻亡者生前的某刻，涉及遺產行為時的醫療病歷，以利於其打官司。她對這段經歷的回憶充滿了令人不捨的矛盾。在病人生前，那些家屬一向群體迎接她的居家探視，病人往生後，那些家屬卻要傳喚醫師當遺產爭訟的證人。婉婷醫師在已忙碌不堪的醫療工作中，還得經歷這些荒謬，好在她充滿韌性與豁達，寫道：「我總是為他們設想許多理由……或許這樣的想法也是為了保護我自己吧，至少不會讓一段用心而深刻的醫病照護成為一場血本無歸的慘烈回憶。」

書中還有一則故事，講述了疫情封鎖中的生離死別，觸及了無數家庭難以磨滅的傷痛，而社會至今卻仍未對此傷痛有所正視並致哀。疫情期間，防疫規定之嚴峻如宛婷醫師的回憶，「即使安寧居家照護人員都已準備好，台灣也不允許確診的病人在社區善終，哪怕就只剩垂危的一口氣，也得匆赴入院……十四天的檢疫期間又是另一個挑戰，在這十四日內天人永隔、無法告別，甚至連火化都必須在二十四小時內進行的規定，……那些無法舒捲的哀傷悶燒出一片讓人窒息的灰燼。」

疫情期間，全球各地的行動藝術工作者自發舉行實體或線上的悼念活動，透過集體公開的注目與悼念，撫慰那些匆促殞落的亡靈和來不及告別的親人。疫情過後，許多國家也檢討、反思疫情期間的防疫過當或不當做法，希望借鏡前車之鑑，以面向不確定的未來。然而，至今台灣仍未出現顯著的公開集體性儀式，即使偶有零星活動，也未曾獲得關注。生者的悼念之情都被漠視，何況難以言喻的深沉哀痛？這一篇〈尺步之遙，卻不復相見〉看得我眼眶泛紅，雖然宛婷醫師只是娓娓道來一則疫情中的遺憾故事。

「善終永遠是給有準備的人，而不是有地位的人」，宛婷醫師這樣說，還強調「我的決定不能沒有我」是安寧照護的最高依歸之一。只是，關於善終的準備，不只是由病人自己作主即可，也得有家屬、醫療和政策一致行動才可能合力促成。目前大部分的情況是，不論是因病人已經失去自主能力，或因家屬的不同意見，或因醫療體制和法規的侷限，關於善終，我們仍然在它的跟前茫然無措地掙扎，也不知何時才能與它留下的悔恨和解。

無始無終，宛婷醫師說是死亡教給她的感悟。這個大願是一場夢。但在入夢之前，也就是在我們都離去之前，如她的喟嘆，「生死是關係的照妖鏡」，映照的不只是家庭之內，也是安寧照護的醫療工作者與這個社會、文化和醫療體系的關係。「照顧是一種永續的工作，而照顧自己永遠是最優先的。」這段話，不只是宛婷醫師給自己和工作夥伴的叮囑，也是給所有人的提醒。

【自序】

誰也奪不去的生命翦影

作為一個醫生，我很清楚，醫生太容易把一個人模糊帶過，這些人僅是疾病的載體，甚至在標準流程下驕傲於某種麻木，因為那最快達成指標。願意描摹一個人的醫生不是沒有，但描摹一個人的常常不是醫生。

離人的赤裸最接近的是醫生，但離人的苦難最遠的，卻也是醫生。這堪稱現代醫療的經典亂象。疾病剝開人，我們往往毋需再想盡辦法探入人，但我們卻若無其事地縫起人體，無視那些具體或虛形的肉痂地貌已然不同。

死亡重要嗎？重要到我要一直為它寫書嗎？那是每個人生命中都會發生的，再普遍不過，而我因為這個工作，被捲入死亡照顧立法與爭執的風風雨雨中，已經非常厭倦，我其實並不想寫死亡。

但那些如膠卷般在我眼前謝幕的人，我一個都忘不了。我其實第一本書就在寫人，但當初寫作的筆太樸拙，我只寫出了人做的決定與衍生的情緒，而為了作為說故事的醫者，我必須在故事裡頭很顯明。甚至有安寧照護的重量級前輩閱完書說：如果你下一本書可以把各職類的人都寫得更多一點就更好了。天知道，第一本我就不想寫我自己了，我是被迫上場的。第二本怎麼可能再帶一掛人呢？但身為晚輩與作者，我只好笑而不答。直到這一本，我才終於比較有能力寫人。作為一個熱愛生命末期照顧，卻對死亡與自主的現有談論方式渾身不適；投身在衛生醫療政策裡當推手，然後對於「人怎麼總是在醫療裡被丟掉」這件事非常無法接受，卻又被評鑑指標追著跑的我，渾身都是衝突！

而我唯一安身的方式，就是把他們寫下來，我才有辦法接納自己。因為醫療工作的關係，我在殯葬場所、監獄、新冠疫情、離島進出，看著死亡和不同族群、身分、生命遭遇、年紀的人打交道。如果說上一本作品，我是想要寫下那些在死亡關卡前做決定的人們所留下的行動箴言，讓大家看見死亡臨在當下的蓬勃生氣與通透領悟，那這一本正要來到大家面前的新作，我則是想要刻畫從來沒有被人在乎或是被其他巨大的事物塗銷掉的存在。在醫療場域裡，我僅能一步步陪他們走過，不會有人為他們著述，也不會有人為他們的蜉蝣一生銘記，但在書寫中，我能還給他們一個立體的翦影；死亡如驕陽，映照之下，每個人都

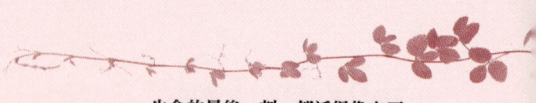

有自己獨特的影子。

回到前面的開頭，我說我「其實並不想寫死亡」不盡然正確。我為死亡叫屈，總是因為它的張牙舞爪被占便宜，想要否定死亡的，不管是拚了命的、只要能活著就好，還是把解脫附身給死亡，都是我心裡對死亡的廉價消費，我不想這樣寫它。我也為「善終」惋惜。善終是一件多麼不會錯的追求與大眾價值，卻因此成為了宣傳標配，成群結隊的人們，像披著統一尺寸的華服，卻赤裸著腳，不曾尋到一雙適足的履；想為每個人低頭做鞋的鞋匠，因為耽誤了隊伍的前行而被唾棄，「善終」從此淪為意識型態的犧牲品。

所以我得重新找一條路寫死亡。我想要改變某一些事情的分量，生命終段好好出一道以飽受錘鍊的廚技烹煮的大菜，好過只標價苦難、倉皇下肚的速食死亡，沒有標準化配方、沒有得來速、沒有打折品，也沒有卑微的果腹。那是我心中真正的生命平等，也是我信念中的「適切的死亡」。誠如榮格所說的：「必得賭上生命的全部才能至臻圓滿，沒有簡便的做法、沒有替代方案，也沒有妥協之道。」

所以我選擇做鞋匠，為每個人書寫他們在死亡叩門後展開的旅途上，可能也沒有意識到的自己。我不會說那是獨一無二，連獨一無二都像在消費這些珍貴的主角們。我會說，那是惠特曼所言：「我以我本來的樣子存在著，那就夠了。如果世界上沒有人意識到這一點，我會滿足地坐著，如果世界上每個人都意識到這一點，我會滿足地坐著。（**I exist as I am,** that is enough, If no other in the world be aware I sit content, And if each and all be aware I sit content.）」。

每一則故事後都有錦囊，這個做法是從上一本作品《因死而生》開始的，當時完稿後，編輯純玲建議我書寫。感謝她的慧眼與建議，上一本書出版後，我獲得好多人對於安心錦囊的正面回饋。故事寫來總是灼心，需要喘息，但錦囊落筆卻是行雲流水，一、兩個時辰就完稿。兩本書的故事各自獨立，但錦囊可以接續著看。上一本是基礎版，這一本是進階版，是我集十餘年安寧照護經驗融會貫通且本土化的大成。

最後，我想借作家顧玉玲在《一切都在此時此刻》這本記錄她任職工傷協會時期的散文集中的一句話：「你可以在黑暗中再停留久一點。」以此來鼓勵讀者們。如果我們願意在自身或他者的死亡中再停留得久一點，那我們就能獲得回歸本源的恩寵。請別誤解這句話是要叫大家忍受，它實際的意義是看見我們能為自己或他人承擔的，其實遠比想像的更多，而它也能帶領我們打破二元性的束縛與絕望。

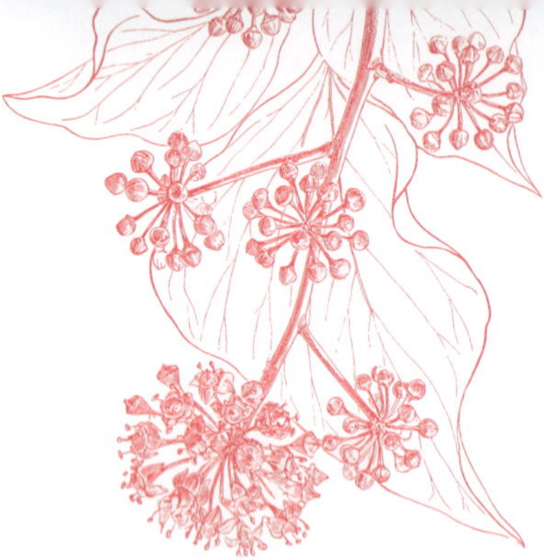

009【推薦序】珍愛生命，並面對死亡的挑戰／陳永興（人權文化工作者；醫療奉獻獎得主；精神科醫師）

012【推薦序】在死亡跟前／馮以量（馬來西亞臨終關懷推動者）

016【推薦序】一位安寧照護醫師的良心真意／劉紹華（醫療人類學家；中央研究院民族學研究所研究員）

020【自序】誰也奪不去的生命剪影

輯一 安寧照護的挑戰與荊棘

032 **不用斷食，真的是太好了**

善終是一種歷程、心境、情緒、哀傷、靈性的平安。
斷食只是縮短餘命的消極選擇，而不是善終的必備歷程。
不斷食，當然也可以善終，而且比比皆是。

046 **生死是關係的照妖鏡**

在那一個鐘頭內發生的安寧講解、身體評估、舒適照護指導，
因為不能中止死亡的進程，
我得到的是王大姐「沒有評估、診斷、處理」的心靈感知，並呈現在投訴單上。

目錄

057 **緣薄的醫病關係**
「太荒謬了。」我接到專員同仁的電話時脫口而出。
「我們想說……還是確認一下您願不願意出庭，我們好回覆檢察官。」
同仁雖然算是這方面案件處理的熟手，但還是不免囁嚅。

068 **給你一個機會**
讓我訝異，但也不算驚詫的結果還是發生了。
她說，「這是我能給喬喬最後的機會！」

080 **魑魅魍魎**
畢姨清楚交代，把一切交給了養姐。
唯一的前提是，絕不想來安寧病房。

094 **與妻訣別**
男人從口袋中，掏出一張紙條，上面寫著三種讓人陌生的藥名。
原來這是男人花鉅款從國外求來的標靶藥。

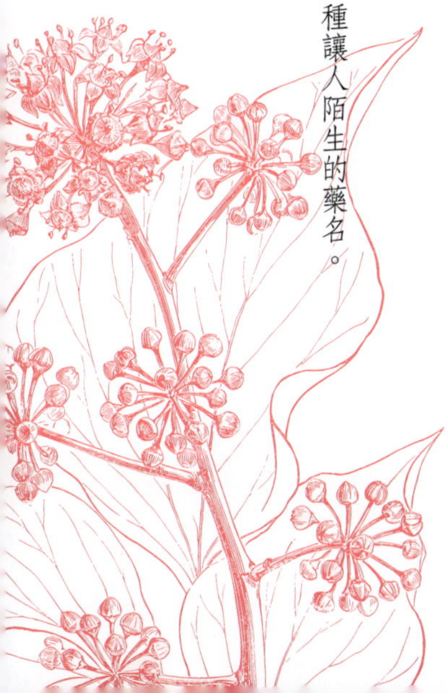

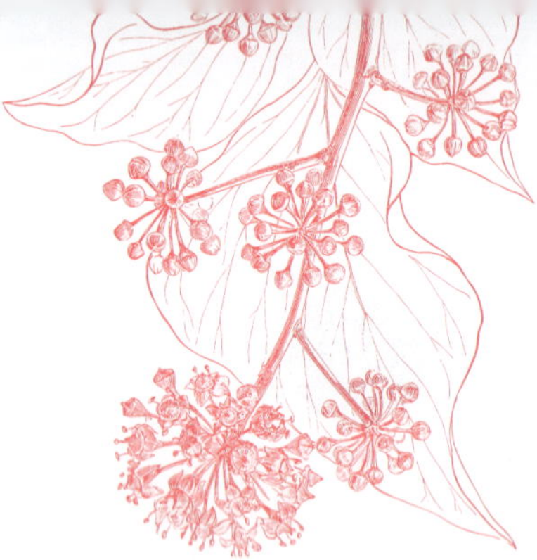

輯二 安寧照護沒有標準答案

108 **苦恨可以不是生命最後的風景**

燕姨突然抓起我的掌心，使勁力氣，清楚地寫字，
並大喊：「我恨啊……」

118 **尺步之遙，卻不復相見**

我忽然像全身癱軟一般，放下手上的電話，久久無法動彈。
轉頭發現，住院醫師、專科護理師、病房護理長、社工師、心理師，
全都在我後頭排成一列，急著想要給上協助。

132 **四分之三錠醫囑的溫柔**

任何一個專業人員肯定會困惑，
六毫克和七毫克的嗎啡，有需要這樣斟酌來回嗎？
四分之三錠入眠藥的醫囑，又是一種什麼樣的奇特取捨？

145 **在楊董的失智歲月中，乾一杯咖啡**

整個社會對吞嚥功能評估、失智的陪伴方式，

目錄

以及飲食在文化與生命尊嚴上意義的不瞭解，
導致實在太多病人不但太早死了，也死得很沒有尊嚴。

158 **如果連自殺都失敗**
阿義伯無需任何藥物，
他更需要的，是找回存在的尊嚴。

173 **楊桃先生**
那一刻，我忽然知道，
上天揀選我成為爺爺的醫師的原因了。

182 **海的男人**
藥物的調整非常容易，
但我們都知道那不是答案。

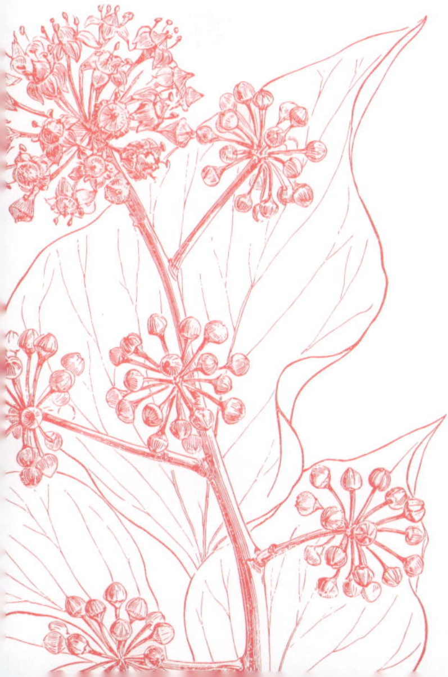

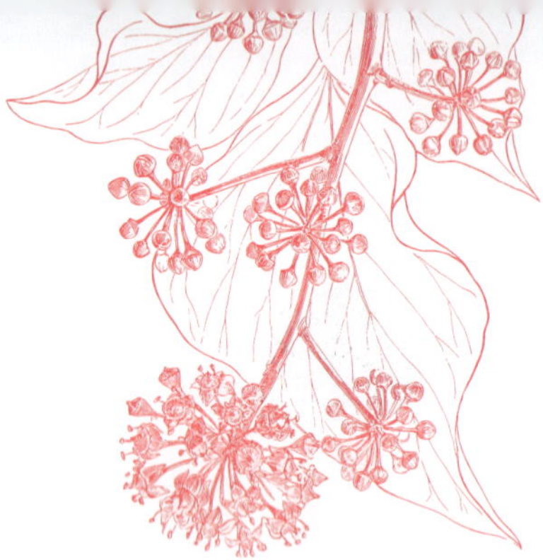

輯三

安寧照護所教會我們的

198 **縱火犯**

曾經信誓旦旦的我們，
真能無私心地去診療一位殺人犯？

212 **局裡的清明，局外的混沌**

如果我們就這麼粗暴地開口，
或動手阻止與責備了媽媽，
那就代表我們依舊沒有褪去醫療權威的自以為是。

224 **嶺頂春風吹微微**

讓病人喊一喊，
是那些無處投遞的日常苦難，最理想的樹洞，
但我們卻都彷如驚弓之鳥。

237 **龜息大法**

楠哥教會我最多的事，

就是不要自以為瞭解病人，或是用他過去的生命經歷，
揣度他下一步對命運的反應。

250 **兜率天**

在必然浸潤著悲傷與難關的人生裡，
莫大哥為太太與孩子留下「每一刻都要快樂」的諄諄叮囑，
不只是言語，更是行動。

262 **不是家人，也沒關係**

我的眼角餘光一直默默從康家的人、社福人員的動作裡，
看到非常恰到好處的關心、尊重與耐心。
我極為動容。

274 **人間殊勝**

小涵病情開始起伏時，爸爸媽媽說準備了一筆捐款額度，
想代替小涵捐給我們的安寧療護基金。
我很是訝異。

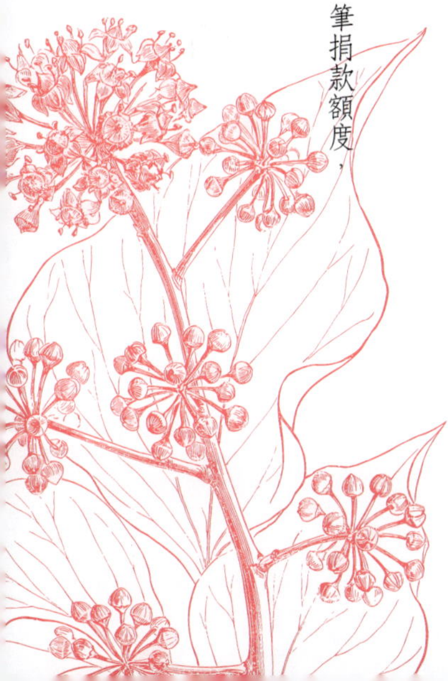

輯一

安寧照護的挑戰與荊棘

不用斷食，真的是太好了

善終是一種歷程、心境、情緒、關係、靈性的平安。斷食只是縮短餘命的消極選擇，而不是善終的必備歷程。不斷食，當然也可以善終，而且比比皆是。

安寧居家護理師臉色凝重。她說今天要去開一個家庭會議，討論斷食善終。

那是台灣社會轟然出現這個詞的前兩年，我被預約家訪的個案，幾乎都是本來照顧得很順遂，卻突然要求斷食善終的家庭。

這樣的突發事件，無論是從用詞的澄清、家屬的共識、背後的情緒，甚至對醫療現況的無知或誤解，對行為過程或是目的的錯誤想像，都得要花上大把心力、時間與技巧來去處理，因此當時很大量的個案都會落在我的手裡。

平時不會見到的家屬都來了。大部分民眾也都知道其實斷食就是一種加速死亡，也就是說，雖然是因為死亡的目的而要求斷食，但主動要求某個做法，並且讓面對死亡這件事情變得指日可期，對大部分的家庭還是焦慮的。那並不會因為加上「善終」二字就變得輕鬆容易，也不會因為出發點是善意，就可以隱藏所有的焦慮。

所以大家還是都很慎重地聚集了，想要聽眼前的醫師告訴他們這是怎麼一回事，以及過程會是如何。

「我的決定不能沒有我」是安寧照護的最高依歸之一

益發伯是要被斷食的主角。他的家人把他照顧得非常好，即使因為肺癌腦部轉移臥床，他能對周邊的聲響自在應對，雖然已經形同腦部損傷的他，回應的方式與一般人不同。

益發伯身上沒有傷口，潔淨柔軟。看護照護他的時候，儼然也是家人的對待方式。

益發伯看向我。「我的決定不能沒有我」是安寧照護的最高依歸之一，哪怕**病人**已經像益發伯一樣，或是在失智進展中，他都**是個有感受、有歷史、有害怕、有渴求的人。我們如果願意靠近他，就一定能聽見與看見什麼**。

家人極為震驚

我向益發伯自我介紹時，注意到他不停歇地右手抖動，那也是讓家人非常心疼的症狀，其實也是一部分他們要求斷食的理由，因為抗癲癇藥已經壓制不住他的癲癇。

我問益發伯：「身體一側總是抖動著，你知道嗎？」

他說他知道。

我問他：「這樣多久了？」

他說他不曉得。

我問：「那這樣困擾嗎？」

益發伯搖搖頭。

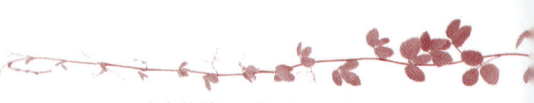

問到這兒，家人很震驚，因為他們都認為抖動、無法停下來的益發伯很痛苦。他們會跟醫師講說抖動都沒有好，然後藥物就會被持續加重，但是症狀依然沒有好轉，且益發伯逐漸無法負擔吃下這麼多的藥。只是這段已經持續數月的過程，卻沒有人直接向益發伯問過，這件事對他的生活品質有沒有影響。

建議讓益發伯使用鎮定劑

我轉頭告訴家人，同時也是說給益發伯聽。我說：「如果這是你們認為生命非結束不可的理由，那我有個更好的方法，大家是否想要瞭解？」

橫豎都是死，問這句話的時候，我知道其實大家也沒有不聽的理由。

「我想讓益發伯使用鎮定劑！」我先把答案說出來。

這時益發伯的太太先發難。她說：「使用鎮定劑了，豈不是在等死？」而且他們是想要讓他活得不要這麼痛苦，而不是要讓他死。

這時，我不禁在心底哀嘆了一下，但他們原先的選擇是讓清醒的病人滴水粒食不進，直接讓身體消耗到底而衰竭啊，而且這段過程若無其他安寧照護的輔助，因為斷食致死過程中，無法避免的脫水與電解質不平衡，癲癇只會更嚴重！

更兩全的善終

但是**理解了一個重要家人的心情，對我來說就是一個很重要，可以開始凝聚共識的起點**。

我告訴家人，抗癲癇藥與鎮定劑都是希望可以讓腦波歸於平靜，使得癲癇的反應可以停止，雖然因為鎮定劑連帶有睡眠效應，因此不會是我們的第一線用藥，但是對於益發伯的狀況來說，那完全是不同的考量。

若是能夠不發作癲癇、睡上一場好覺，或是就這樣睡著，迎接生命自然的終點，豈不是一種更兩全的善終？

而且好處還不僅如此，有任何意識可能會進一步改變，或是無法吞服藥物的病人，我們會**優先考慮到藥物的使用途徑**。

抗癲癇藥物的途徑幾乎都是口服或是靜脈注射，對於末期病人或是居家病人使用上，經常會碰到瓶頸。

但是鎮定劑除了口服藥，還可以皮下施打，也就是不必辛苦地找血管注射，只需用軟針放在皮下，就可使用兩周。藥物每次施打時，病人都不用重新換針，相當安全、舒適。

聽到這裡，家人放心許多。

減少原來吃的二十種藥物，拔除鼻胃管

因為談到藥物，我順勢把益發伯目前使用的二十種藥物都說明了一次。

其實不要說本來家屬想要透過斷食方式，讓益發伯早一點走，就算是單純的安寧照顧，有些必須要在健康的身體狀態，或是十年以上的生命時光，才看得出預防效果的慢性病控制藥物，是可以先被主動停止使用的。

藥物減少之後，我們就迎來了另一個讓益發伯活得更舒服的選項：拔掉鼻胃管！

是的，不斷食，但我們拔掉鼻胃管。

家人的眼裡閃著光。

減少與移除管路，本來就是安寧照顧的基本原則

很多民眾把想要移除鼻胃管的心願誤解為是斷食。其實有管子、沒管子都可以斷食，不給吃或不給餵食就好了，因為目的就是死亡，所以那些喧嚷的媒體，從來也沒有人可以把這件事講清楚。

但是減少與移除管路本來就是安寧照顧的基本原則，但減少或移除不是為了斷食，通常我們這麼做的理由或情境有兩個：

一個是病人已經瀕死，腸胃衰竭，無須再額外給予人工的營養，自然而然地不再進食。

另一個是病人的整體照護已經獲得了自然吃食的技巧，因此順應體況與病況，在想與家人同樂或是口欲來時，自在地品香小酌，而在不舒適與感到負擔時休息。

於是，我們又開了家屬的另一扇窗。**原來可以不用提早斷食、斷水死，可以控制癲癇，可以自在地吃，可以減少用藥，還可以更早拔除鼻胃管**。

此時，本來在一樓客廳裡略嫌擁擠的人群，已經有些退出了客廳之外。彷彿對他們來說，戰爭已經結束，有了平和生存的方式，便無須上那槍林彈雨，求一個理性上認同，但是感性上不安地提早結束生命。

還能與父親溝通，女兒好驚訝

我將細部的照護技巧衛教交給護理師，繼續說明，同時帶著比較少返家陪伴的其中一個女兒，來到父親床前。教導她如何與現在這個狀態的父親溝通，並說明當父親的身體有哪些反應時，代表的是他的理解與回應。

女兒和父親說了好多的話。她說之前她都以為爸爸已經不清楚了，今天看見我可以與爸爸溝通，她很驚訝，但也覺得還好有回來一起討論斷食這件事，才能瞭解很多原本她所不知道的事情。

太太笑著點頭，神情放鬆

我再走向站得最遠，但是是益發伯一生牽手的太太。

畢竟最一開始發難對於鎮定劑充滿防衛與反感的人是她，我需要再次確定現在的她是否安心。

我走向她時，她蹲下身，拿起兩罐在電視櫃上的營養配方。問我，那之後她還能餵這個嗎？

我說：「當然可以，但我建議你餵更好吃的！」

「雖然他會吃得比現在鼻胃管餵食來得少很多，但我保證他會吃得很開心。你們可以圍在一起都用嘴巴吃飯。你看，他是不是更不像病人了？」太太笑著點頭，神情放鬆。

益發伯跟我比讚

我問益發伯：「你有沒有想吃的東西？」

他說想吃水果。

我說：「那我們下午來吃點香蕉，可好？」

他點點頭。

我接下來用比較長的時間，跟他說明拔掉鼻胃管後對他的影響，以及我打算使用的鎮定劑，可能讓他睡得比較長一些。

益發伯跟我比讚。

我問益發伯：「比讚的原因是讓你睡得好？」

益發伯說：「是。」

比起大家一直擔心的癲癇，益發伯病後其實很少熟睡。若能好好地睡上一場覺，那真是再好不過了！但之前他對這一點已經絕望了，想不到竟然真的有這種機會。

我問益發伯，今天做這一切的調整，代表的其實是大家在幫衰退的身體，找一條最符合他的想望的出路，但當然也意味著他要面對最後的這段路了，有什麼要告訴我們的嗎？或者是今天我們沒有為他設想到的細節。

益發伯用很慢的語速告訴我，終於可以不用再吃標靶藥了，他很開心。他的身體，他自己清楚，但他當初想要回家安寧居家的理由，就是想要陪家人久一點，所以**如果我說的照顧方式可以讓他更舒服，他也可以多和家人在一起，那是再好不過的事**。

我問益發伯：「那你可相信我？」

他經過一早的折騰已經累得有點眼皮沉重，但他仍用盡眼球可以轉動的角度，促狹地看了我一眼，說：「不會相信你的，可能不是我，是他們吧！」

我望向已經開始聚在一起，討論下一步應該要怎麼做的家屬，陪伴他們從此刻走下去，本來就是我們的責任。益發伯多慮了，但我沒有告訴他。

至少下一次我們再見到益發伯時，他不見得還能表達，但**今天他想說什麼，全家人都聽見了**。

我拍拍安寧居家護理師的肩膀。

她對我長吁一口氣，眼神似是感謝我又幫忙拆了一次炸彈。

說真的，**很多時候，拆炸彈不只是為了一個家庭，也是為了這些常常把這些家庭看得比自己人生還要重的護理師們**。

他們不能帶傷前行，因此**我們必須背靠著背，互相守護**，在把病人照顧好之前。

畢竟，穿越這一場死亡之後，願我們都不是沉重匍匐，而是如詩人弗萊的吟唱：「不要站在我的墳前哭泣，我不在那裡，我沒有沉睡。我是千縷微風吹，是輕輕的飄雪，是柔柔的落雨，是成畦的吐穗。」

宛婷醫師的暖心錦囊

斷食死亡是什麼？斷食與善終之間有什麼關係嗎？

· 斷食是一種對待身體的手段，一般運用在提升健康的相關概念中。但持續地斷食，且刻意地停止所有的食物與飲水，則必然引致病人的死亡，是屬於自殺，或是醫助死亡的方式。

自主停止飲食、飲水，或是醫助死亡，是一個在各個國家都會強烈進行辯證的醫療倫理與法律議題。即使是法律認可的國家，因為牽涉生命的存亡，病人是否出於自主（包含理性上完全瞭解過程，與可能的結果及風險），並且確認不是被迫，更是不可被挑戰的前提。

善終是一種歷程、心境、情緒、關係、靈性的平安。**斷食**只是縮短餘命的消極選擇，而**不是善終的必備歷程。**不斷食，當然也可以善終，而且比比皆是。

減少人工營養的過度負擔，並且追求臨終前任何一刻進食的快樂，本來就是安寧照護的服膺理念與貫徹作為。讓病人沒有管路的好好活到最後一刻，舒適乾淨快樂地離世，亦是安寧照護提供者念茲在茲之事。

有斷食要求者，就也會有過度灌食者。**與身處各種期待與情緒的家人溝通均不容易，也需要時間。**

拔管並不等同於死亡，基於免除無效（futile）醫療或無益（no benefit）醫療的拔管，台灣早在二十餘年前，就透過《安寧緩和醫療條例》與安寧緩和醫療服務實踐了，以及民國一〇八年上路的《病人自主權利法》以法律保障了。

思考人工營養時，也必須思考其他的維生醫療處置，如嚴重感染的抗生素、反覆貧血的輸血等治療，才不會發生急性狀況被逆轉，不致產生敗血症死亡、生命長度又變長後，卻讓病人必須在症狀好轉的狀況下，面臨以終止所有的飲食飲水之方式，讓細胞死去、功能衰竭而亡的漫長受苦歷程。

生死是關係的照妖鏡

在那一個鐘頭內發生的安寧講解、身體評估、舒適照護指導，
因為不能中止死亡的進程，
我得到的是王大姐「沒有評估、診斷、處理」的心靈感知，並呈現在投訴單上。

肯尼斯．格根（Kenneth J. Gergen）在他著名的作品《關係的存有——超越自我．超越社群》中，第二章的篇名是〈太初即有者——關係〉。他在這一章中，借用了保羅．席涅克（Paul Signac）的畫作《馬賽港巡禮》（View of the Port of Marseilles），說明了「全體等於關係的總和」。關係產生後即有雙方，甚且有三方以上。所有處境，一人無可悉數掌握，而必須與全體協動，也必須共同承擔後果。

醫病的相處自是一種關係，**有了迫切的生死問題橫亙其中，關係更是複雜。**

每一個照顧的故事，都從我們素不相識，但內心已對諸多事件有著詮釋波濤的病人一家見面開始，而往往一家人中的每個成員的心思，還盡皆不同。

我們自然希望關係能夠順利地建立、擴展，但有時對雙方而言，並沒有那麼容易。就醫的過程，嘗試一連串聆聽醫療人員紛雜指導與命令的過程，當這些語言與誘發的情緒湧入腦海與心中後，我們試著在理性的空間中，以言語表達回應，但實際上卻無法將一切安置，這甚至是在病痛侵擾下的常態。

也因此，醫病之間也常橫生仇恨與委屈，甚至變成不理智的行動，各有所損，也更明白，信任得之不易，甚至無法靠一人締造，既需努力，也仰賴緣分。

當死亡兵臨城下

那日，一切就從王大姐在診間大門口急切地詢問：「這是安寧的門診嗎？」開始的。

王大姐帶著虛弱、痛苦無比，又只能堅強的母親在外候診。充滿無助和憂傷，但又認為自己一定還能為母親做點什麼的信心，以及對安寧似知似未知的害怕卻又期待，更多的可能是對診間內年輕醫師面孔的陌生和存疑。

畢竟處理死亡這麼大樁的事，或者該說逃避死亡這麼巨大的抗衡，不到白髮年紀，怎能信任對方有足夠能力。

我後來才知道，王大姐一家是個總運用萬般資源而特別獲得關切的家庭，不管從行政流程、候診號碼與安排，甚至是就醫選擇，都是先被打點好的。如果醫療的面向就只有「盡快看診，以保留珍貴的時間」或「找到最資深、最有經驗的名醫」的話，那她們的資訊與管道都不缺。

然而，這些保證卻在此次不管用。因為死亡兵臨城下，面對的難題不是行政或是醫師的選擇，而是一場人類不可能打贏的戰役（如果面對死亡的心態是對抗的話），因此一切都是那麼忐忑，甚至帶著莫名的慍怒。

名醫投下「安寧」這顆震撼彈

王大姐的母親原本所看診的名醫，在前一周投下了「安寧」這顆震撼彈，但除此之外，沒有隻字片語，也沒有轉介的安排。她們第一次嘗到了無人打點的慌亂。

王大姐的母親全身黃疸，X光顯示她的肝癌已至末期，且肺部全是轉移的腫瘤。以餘命來看，可能頂多算周了。

王大姐的母親知無不答，也明確地表示不施行維生醫療延命，以及想要在家善終的心願。

王大姐並不如母親鎮定，但顯然也只能先信任我。

在將近一個小時的時間裡，我把先前名醫未能明白告知的消息補全，提供安寧照護的說明、釐清病人的心願、評估家人的哀傷與心理準備，並協助安排安寧居家的服務。

病人家屬的投訴

當下，我已看到了非常明確與強烈的「哀傷」，本於我自己長期的安寧訓練與照護經驗，**要能預防高風險或是病理性的哀傷**，只有一種方法，**就是減少病人與家人的想像和真實病況之間的高度落差**。

我們得盡可能把安寧解釋清楚，減輕病人或家屬選擇安寧之後所帶來的疑惑、擔憂以及內疚，並在最短的時間內，讓痛楚不已的病人得到症狀的安適，且留下我們會持續在這裡等待陪伴的承諾。

但女兒們與我恰恰相反。她們不曾接觸過安寧，過去高規格的就診待遇，她們需要的是「高貴的藥物與處置」以及「對她們獲取資源能力的敬重」。生死議題洪流帶來的心理和靈性隱憂，不在她們的考慮之內。

然而，王大姐母親的病情已至膏肓，任何一個安寧或非安寧的醫療人員，都知道醫療已經改變不了病程與生命的長度。唯一能做的，只有舒緩和平安，甚至她的病況在當下究竟有沒有醫療人員處置，都不會改變病人如筆直懸崖般下滑的生命狀態。

於是，我沒有做到的，是用所謂的科技醫療鋪滿我們的共同行動，所以我得到的，就是一句投訴的挑戰：「醫師很仔細地講解安寧，但都沒有關心媽媽的症狀、沒有評估、診斷跟處理。」

在那一個鐘頭內發生的安寧講解、身體評估、舒適照護指導，因為不能中止死亡的進程，我得到的是王大姐「沒有評估、診斷、處理」的心靈感知，並呈現在投訴單上，而當這樣的評價，連結上隔天迅速隕落的生命終點時，這樣的評價就轉換為「如果醫師細心一點，我們就可以陪媽媽更久了」。

人情之中的疑難雜症或可通過關切的電話加速處理，但**沒有人能對死神關說，這正**

是生命最公平的地方。

從日日的投訴到要登報與抬棺

隔日，瀕死症狀出現。

雖然母親在前一日的門診中，清楚表達希望在家善終，但那仰賴家人的共識與臨終陪伴的堅定意志與願意學習照護技巧的能力，在這個家庭中，不具這樣的條件。

因此，如同我的預期，她們急迫地呼叫救護車，回到醫院。

安寧團隊也如常運作了起來，且因為前一日看診中的預先準備，她們很快地進到安寧病房，接受到舒適的照顧。

這其實也是安寧照護最困難的地方。**善終的優勢永遠是給有準備的人**，而不是有地位的人。

哀傷無處投遞，從日日的投訴到要登報與抬棺。

王大姐向公共事務室的同仁訴說：「要不是我聽了名醫的話來找安寧，要不是醫師不細心，甚至不出現，要不是我讓媽媽吃了所謂會舒服的藥（嗎啡）……媽媽就不會走了。」

最後，她要求「醫院和醫師到靈前致意」。

經過院方與我誠懇而公開地討論。我們審度，我是否能前去靈堂？可有危險？我的醫療志氣可否會受挫？我對醫病關係的信心是否會一蹶不振？

妥當安排之後，我們採突襲方式，未事先通知，以免有不利我們的情事被悄悄安排。以副院長為首帶領，氣勢浩蕩地前往靈堂，連公務車停在靈堂前的位置都事先排演，是逃難機會最大的。因為據聞，王大姐的先生有幫派背景，以暴力威嚇談事，更是常有的事。

王大姐在靈堂前一再訴說她覺得自己非常寬容，因為僅僅要求我們靈前致意。因為她寬厚地原諒所有人，因為這些醫療人員還要救人。

她將自己遭受的不公平，化為母親生命的大愛，只希望我們能直面自己窮酸庸俗的醫術，好好懺悔。

同行長官謙和但堅定地致意，尊重對方的情緒，但也不容與事實不合的侮辱。

過程中，出乎意料地是王大姐的先生竟轉換陣營，攔住她的喋喋不休，出言：「醫院來這一趟，我們甚是感謝。母親病重，本就無力回天，最後能在醫院安然離開，相信已是盡力，實在辛苦各位了。」並以手勢護送我們離開靈堂。

可惜的是，我們無從陪伴這個家庭的哀傷

回程，我方眾人尚在愕然中，而熟悉該家庭的公共事務室同仁臆測，許是這位有著黑道背景的女婿，因為傳聞中的風流韻事，而得屢向金錢增援他的太太娘家低頭，在我們抵達靈堂前，他就是個打手，以讓太太與他同站一線。

而醫院長官抵達靈堂後，他自也無須繼續毫無來由與道理地與盡心盡力的醫院和醫師為敵，自然出手消弭當下的緊繃氣氛。

後續未再有浪起。可惜的是，我們無從陪伴這個家庭的哀傷。在下回死亡又再次叩門時，這個家庭恐難有餘裕圓滿善終、幸福道別。

處理人之生命必然境遇的醫業，確實難為。

被家庭駭浪捲入的醫療人員，不在少數。擎好那洞察人心的照妖鏡，轉圜關係中的諸多細瑣關鍵，以得全體的最大利益總和，竟也成了醫療學有專精之外必備的工作技能。

從醫是種福氣，然福氣要豐厚，也仰賴逆增上緣時，懂得開悟見性之點滴滋養，而這打磨，實也是醫療人員在陪伴病人出生入死之際，所受病人以生命餽贈的禮物。

宛婷醫師的暖心錦囊

死亡事件經常帶來哀傷。

哀傷是一種疾病嗎？若不是，什麼時候會需要心理資源的介入？而高哀傷風險又是什麼呢？

．在面對喪親的事件時，我們會使用「哀悼」這兩個字，來描述悲傷的人必須面對和經過的歷程。

哀悼的任務和主要目的，是為了有效幫助喪親哀悼的完成，而更主要的目的，是讓喪親者好好地繼續自己的人生。

心理治療師 William Worden 提出哀悼有四項基本的任務，悲傷的人必須履行這些任務後，才能完成哀悼過程。

這四個任務包括：

一、接受失落的事實（正視對方已經離開）。

二、經驗悲傷的痛苦（願意悲傷、允許思念，讓情緒流動，感覺對方在自己生命中的意義與愛）。

三、重新適應一個逝者已經不在的新環境（調適生活步調、重新承擔責任、建立新的關係）。

四、將情感重新投注在生命中（為逝者的情感與懷念，找到一個有意義的處所，**同時**

也將我們愛與被愛的能力帶回現在）。

．悲傷是一種正常的情緒反應。每個人走完悲傷歷程的長短不同，並沒有一定的期限。但有些人的哀傷期延宕過久，且有一些病態性反應：如憂鬱症、創傷後壓力症候群或急性精神病症狀，無法回歸常態性的生活，就有可能是進展為複雜性哀傷高風險族群，必須適當提供關懷陪伴、強化保護因子，及早轉介相關心理資源之專業協助等，避免進一步進展為哀傷困難調適之情形。

緣薄的醫病關係

「太荒謬了。」我接到專員同仁的電話時脫口而出。

「我們想說……還是確認一下您願不願意出庭，我們好回覆檢察官。」

同仁雖然算是這方面案件處理的熟手，但還是不免囁嚅。

被控「偽造文書」

那四位每次我和安寧居家護理師去家訪，都會非常熱情來到屋子外面斜坡下，迎接我們的兄弟，萬萬沒有想到，他們試圖在遺產爭訟的公堂上，控告我這位醫師寫給法院函詢的回覆是偽造文書。

檢察官和醫院的負責窗口說：「這個案件是再議又駁回了，但當事人非常堅持，實在是被壓得沒辦法了，我們想要傳謝醫師當證人出庭。」

自從進入這個站在最後一哩路的工作崗位上，我通常離遺產訴訟很近沒錯，寫過的法院函詢不計其數，畢竟已經離去的亡者在當初做某件事時（寫遺囑、把印鑑與存摺委託出去……）是否是處於意識清楚，且具有行為能力的狀態，最容易被取出來佐證的，就是醫療的病歷了。

假若病歷上還無法釐清的事情，爭執事件的時日，負責照顧他們的醫師就會成為法院或是保險公司來函詢問的對象，因此我對於回覆這樣的文書毫不陌生。

但在這麼多次的經驗裡，還是頭一遭有訴訟當事人想要傳喚我出庭，甚至怒氣沖沖、充滿惡意地想要安我一個偽造文書罪，以取得他官司上的勝利。

「太荒謬了。」我接到專員同仁的電話時脫口而出。

「我們想說……還是確認一下您願不願意出庭，我們好回覆檢察官。」同仁雖然算是這方面案件處理的熟手，但還是不免囁嚅。

「太荒謬了。」這次，我是在心裡又喊了一次。

雖然那時候我剛好跨域修讀法律，有足夠的認知可以幫助我自己，但就算我沒有法律知識，也都知道這件事太可笑了吧。而且這可不是「我行得正」的問題，而是我在這份工作上，並沒有義務去蹚一樁其實看起來爭產根本爭不動的家庭遺產糾紛渾水吧！

我請同仁告訴檢察官：「請循正當的程序。他要是來函一百次，那我再無奈，也會依照義務回覆，但千萬不要動歪腦筋，想要把我叫上法庭。」

一周訪視三次

後來事情很快就告一段落了，我說的是檢察官想傳喚我的事。至於他們的訴訟如何落幕，我無從，當然也沒有興趣得知。

非常可惜的是，**一般我們對於親自照顧的病人離去的家庭，都會做遺族關懷**，這個家庭自然被我列為拒絕往來戶了，或該換個角度來說，就算我真的不放在心上，但那顯然已經由對方主動破裂的醫病關係，也讓關懷失去可以立足的基礎了。

但是直到快要時隔五年的現在，我還是記得很清楚，不是家屬要求檢察官傳喚我這件事，而是他們家的每一個角落，還有在那些角落裡，家人生活的剪影。

畢竟，我們是照顧了整整一年呀，而且由於病人的壓瘡傷口非常嚴重，所以一周訪視三次是家常便飯。大多是護理師前往，但若是我沒有同訪，也都會線上接受在現場的護理師諮詢。

明明是一段用心而深刻的醫病照護……

病人的家在某條巷子的深處，那條巷子是一條爬升的陡巷，因此我們每次都會把車子停在屋子區後面的空地，然後繞回去巷子底部，拖拉著我們的訪視行李箱，前往病人家中。

此時，家人就會出門迎接，而且都是四位已過知天命年紀的兒子共同出來迎接，是以我一直無法在心裡接受後來想要控訴我偽造文書的，也是他們。

我總是為他們設想許多理由。在我的心中，他們也是被迫的可能性為高。後來想想，或許這樣子的想法，也是為了保護我自己吧。至少不會讓一段用心而深刻的醫病照護，成為一場血本無歸的慘烈回憶。

病人水伯非常年邁，腎臟功能幾近洗腎，但因為年事已高，也有中度失智的共病，家人共同決定，讓水伯順其自然就好。

一開始，他們把水伯帶回家照顧，但卻缺乏照顧技巧與警覺性，因此躺出了一個超級大的壓瘡傷口，但也因為年邁和功能衰竭之故，生理條件相當不佳，傷口遲遲無法復原，這也才因此開啟了安寧居家訪視服務之路。

病人雖然還清醒著，但因為本來的個性就寡言，失智後更形沉默，給我們的反應多是對疼痛的表達，幾乎沒有其他的互動，即使我們有的時候還會留下來陪著看護餵食，因此大多數的時候，是與水伯的太太、兒子媳婦與看護互相聊天的。

四兄弟對簿公堂

水伯的太太一貫的總會叫我們留下來吃飯，因為我們換藥的時間非常冗長。

在我們婉拒後，她就會倒上好幾杯飲品招待我們，不過她從來不會走近病床邊，也甚少詢問病況。

當時想著是長一輩的信任我們專業人員，也不知道怎麼過問。後來想想，或許一個家庭複雜的關係，總是有些端倪的。

媳婦們是負責領藥、買衛材敷料和協助記憶我們交代看護的事項。雖然與婆婆以及家中的男丁們看起來互動融洽，但是負責的都是非決策性的事務。當時想說她們的分工真是井然有序，後來想想，也許當時家裡就有著隱含的權力位階關係。

而四位兒子，皆在職場上風生水起。雖然水伯的房子並非豪宅，但也是深具市場價值並且舒適的。殊不知看來都並不匱乏的他們，最終還是得走上對簿公堂的地步。

不過，倒是有一次二兒子的問話，我記憶很深。

他問說：「爸爸的壓瘡傷口這麼嚴重，是不是當初小弟太晚將他送醫了？」

因為小兒子也在現場，並沒有出聲反駁，或是臉露異色，我想他們也只是想要釐清可能惡化的因素在未來避免它，似乎不像是互相究責。

作為醫療人員，都會避免自己成為不必要紛爭的引信，尤其太多的疑問，是我們不曾在現場看見的，再加上所有的病況都是多因，而且甚至因果難辨的，我就也沒有太多深入詢問此話之背後深意，而是**同理他們照護的不易，也提醒他們無須內**

疚。

四兄弟來電表達感謝

而四個兒子是最靠近病床的，如果他們開口與父親講話，爸爸偶爾還真的會回應兩句。而我與護理師就會在那扇病床邊明亮的落地窗旁，悉心地為病人剔去腐肉、適度清潔，並且挑選適當的敷料，和一家人隨意聊著。

後來，病人離世時，他們還親自致電安寧居家護理師致意，並且請她向我轉達他們的感謝。而竟不知，最後這個照護故事留在我腦海的圖像，卻完全是另一種情節與感受。

幾次路經他們房子的巷口，我還是會想，訴訟結束了嗎？一家人可還安好？門口的小花園依舊照料得生意蓬勃。

雖從沒有遇見家人從裡面出來，但也許一陣自相殘殺的混亂之後，這個家庭又找到某種秩序運作下去了吧！

直到好多年後，我竟偶然在醫院遇見了當初在家裡照護水伯的看護。她倒是不曉得後來家人有因為遺產訴訟得如此激烈的狀況。

不過，她也透露給我，其實這個家庭實際上的經濟狀況，並沒有我們瞭解的如此之好，而水伯生命快要燃燒殆盡之時，聽說二兒子的公司營運也遇到一些挑戰，或許有時命運的牽引，都不是突然的崩垮，而是有跡可尋的。

但我們向來都只能往前走，我不能因為這場幻滅的醫病關係、這齣涼薄的戲碼，而否定當初我們與家人一起照顧父親的那些點點滴滴，也不希望因為這樣的經驗而防衛了未來我對於有需要的家庭的投入。

我只是想起了非常喜愛的一本書與它的作者：布萊恩．史蒂文森（Bryan Stevenson）的《不完美的正義》（*Just Mercy*），以及書腰上那句重重敲擊我的話——

我們每一個人，都無法用我們所做過最糟的事來定義。

我們常說蓋棺論定，那真的正確嗎？那真的有意義嗎？或是那真的可以抹滅掉所有的一切嗎？一生呈直線般地往前奔去，我們能矯正的部分太少，甚至大部分時候，我們被追趕得根本無暇緩下來，而無差別對待、陪伴每一個即將離去之人，能夠讓他們身心靈好好重整、安頓的安寧照護。

我們或許沒有機會真正改變病人的一生，但至少我們從一個故事裡起身時，可以拍落那些塵埃，無差別，也無定義的。因此，我便不會扳指去數，被幾個家庭所感念，或被幾個家庭所傷害，於是就像銜尾蛇般，我並沒有從經驗走向經驗，然後變成成見，而是**每一次都是歸於初始，因此照護的世界就成了無限大**。

無始無終，這是死亡所教會我的。

宛婷醫師的暖心錦囊

最後一哩路有多少事情要準備？又該如何準備？家人之間才不會陷入反目與困境

呢？

- 生命的最後，不外乎是醫療決定、人際關係、心理素養（尤其是死亡識能）以及財務安排需要決定。

每個人所需的準備時間不同，但提早總是好的，也有時間調整與修正，並聆聽家人的想法。

安排這些事務時，千萬不要一意孤行，而應該盡可能考慮到可能被自己牽涉到的家人之心境、個性與行為模式，也**盡可能地開誠布公，才有可能達到過程中家人們的心安與服氣。**

法律雖然具有強制力，但法律約束不了人情，法律也難以修復關係，因此更需要法理與人情兼具。

建議在找尋醫師、律師、地政士或會計師進行生命規劃時，不盲目迷信名醫或是大型事務所，而是尋得一位願意關注我們本身，並願意透過自身的專業知識與經驗，協助我們處理自我家庭中最有可能發展的故事篇章的專業人員。

‧如有簽署相關法律文件，如遺囑、預立醫療決定、醫療委任代理人等，務必讓家人與重要關係人知道。以防發生過世後，卻沒有人知道有遺囑，雖健保卡看到有預立醫療決定的註記，但家人卻大驚失色等窘境發生。

讓我訝異，但也不算驚詫的結果還是發生了。
她說：「這是我能給喬喬最後的機會！」

給你一個機會

公務機的簡訊傳來了喬喬的名字。我立刻想起，是那個代表學校去參加非洲鼓競賽的喬喬，是那個答應在醫院有節日活動，可以帶非洲鼓團的小朋友們一起來表演的喬喬。

而這一次，與喬喬的前次相遇隔了一年。我知道，我看到的不會是去年的他了。

受惡性腦瘤侵擾的喬喬，從去年開始，神經外科醫師團隊與我們就知道，喬喬是在與時間賽跑了。

而當時恰好《病人自主權利法》通過，雖然喬喬的年紀尚不符合民法的成年，無法簽署預立醫療決定，但是《病人自主權利法》的精神很適合落實在有喬喬這種暫時看起來前景良好，但其實預後極其凶惡的家庭。

隔著厚厚的一層透明玻璃

一切得從一年前相遇的情境說起。

當時的會談過程，如同被陽光籠罩般溫暖。但憑藉著多年從事安寧照顧的經驗，我對於喬喬媽媽對自己所擁有的資源充滿自信，而婉拒爾後每一次癌症個管師會面時，我們安排心理師與安寧護理師的共訪時，我便知道，這位一直很豁達的媽媽，與其他腦癌病童家長熱切尋求任何一線治療希望的表現極為不同的母親。事實上，**有一堵非常堅實的防線，還隱藏得讓人難以察覺**。

然而，所有的治療與陪伴都必須見到了人才能開始。躲在自己圍城內的喬喬一家，除非喬喬的症狀迫使他們打開大門，前來醫院，否則我們也毫無硬闖的權利。

好像什麼都能談的喬喬媽媽，實際上，我們卻與她隔著厚厚的一層透明玻璃。

有時，這樣的喬裝是很危險的。沒有足夠經驗的會談團隊會以為一切準備妥當，殊不知全是透過玻璃折射所產生的錯誤認知。這比眼前玻璃牆已破，碎片一地，混亂崩潰舉措無度，卻能讓團隊踩著碎片靠近的家庭而言，所隱藏的危機更大。

第一個引信

喬喬其實在外院接受過一段時間的治療。

兒童癌症的照顧相當不容易，家長面對如此年輕，甚至年幼的孩子罹患不治之症，心中之悲痛、不捨往往更甚於其他。而與年幼的孩子溝通複雜的醫療訊息、陪伴他們成長的需求、與學校老師的合作，都是照顧兒童癌症病人需要兼顧的。擅長兒童癌症治療的團隊並不普遍。家長往往要帶著孩子南北奔波求治，心神氣力與經濟的消耗上在其次，如何兼顧其他的手足，往往讓家長捉襟見肘、挫敗難受。因此能擔當兒童癌症治療的團隊，在台灣都是頂尖的。無奈人的情緒需求皆是相當細膩且講求緣分的。某次媽媽在與原本醫院的團隊溝通某項治療時一言不合，索性就將喬喬帶往我們的醫院來。

但我們的醫院所長之處，並非兒童癌症，是以神經外科醫師積極為喬喬聯繫他在北部的老師，希望能讓喬喬媽媽得到完整的治療訊息。

初次見面時，喬喬媽媽非常有活力，談起如何為喬喬維持他熱愛的生活：去上學、打非洲鼓、看動畫，還有喬喬弟弟與喬喬互相倚賴的親暱相處，讓人感受到滿滿的愛與支持。

喬喬的媽媽單親，但喬喬的外公、外婆身體健朗，在外公、外婆的協助下，媽媽無後顧之憂，是以媽媽能維持原有工作，也能充滿餘裕的面對喬喬的病況。

神經外科醫師已經為我做足了介紹，媽媽很清楚我是安寧醫師的身分，以及預計討論未來醫療選擇的目的。她說，可以和喬喬一起聊，喬喬當時已經要升六年級了。

當時，喬喬的媽媽拒絕神經外科醫師轉診北部的建議，是我們所嗅到的第一個引信。

並非不接受抗癌治療就是錯誤，而是未曾經歷搏鬥就淡然繳械的決定，我們有深究其原因的必要，以防有醫療認知落差，或是某個隱藏在深處，須提供協助的障礙得排除，那便是**我們的職責所在**。

但媽媽說她已經研究過所有的治療，聽其所言，是真的徹底瞭解過。她也訴說了自己單親，因此帶著喬喬北上奔波會使其生活步調大亂，相比於治療微渺的機會，讓喬喬在熟悉的環境上學上到無法再去的那一天，是她想給喬喬的。

我問喬喬：「你有沒有哪一次害怕過？」

這樣完善的顧慮，讓人沒有質疑的空間，所以我轉而問正在看動畫的喬喬，疾病對他至今的影響，還有自己有沒有什麼擔心。

保持著比實際年齡還要單純心態的喬喬說沒有。通常每次要回來住院的前幾天都會比較不舒服，後來就都會好很多，然後就會急著想回去學校，想要去集訓非洲鼓，也是那個時候我因此得知的事。

我問喬喬：「生病是在腦袋，你知道嗎？」喬喬說知道。

我再問他，在腦袋中作怪的病，是比較嚴重的，又可能會常常來住院，影響他的上學，知道嗎？

喬喬說他也知道。

我問喬喬：「你有沒有哪一次害怕過？」

喬喬說，害怕的時候會跟外婆，還有弟弟說，然後就不怕了。

我最後跟他說，醫師叔叔很想把喬喬照顧好，可是喬喬腦袋的病是會一直跟著喬喬的。有時候會讓喬喬很虛弱，一直睡覺，擔心如果喬喬一直叫不醒，不吃東西，就要一直住院、打點滴，或是要幫喬喬放一條管子，像澆水一樣，把營養的牛奶灌進去，喬喬覺得我們這麼做，好嗎？

喬喬說，他要想一想，但這樣好像就不能上學，不能和弟弟玩，感覺不太好。

媽媽沒有阻止我跟喬喬的這番對話。大部分的家長都會代答或阻止，我因此甚至一度也覺得，或許媽媽與喬喬真的一路都有在準備，也說不定。

但我還是覺得不對勁。因為我旁敲側擊，並沒有問出媽媽跟喬喬會有這些對話，那麼，是其他的家人跟喬喬會有這些討論嗎？似乎也沒有。

但所有的謎團也無法一時半刻釐清。我召集了安寧團隊，務必與癌症個管師密切聯繫，所有能跟上喬喬一家步調的機會，都不要放過。

但後來，就是一連串的閉門羹。直到一年後的這次，神經外科醫師再次會診。

媽媽令人訝異的決定

喬喬第三度復發了。雖然放射線治療暫時控制住了症狀，但他無法走路了，也無法再上學，雖然現在說話、進食都還很正常，但所有的醫師都心知肚明，喬喬的生命，剩下不到半年了。

事實上，神經外科醫師也讓喬喬的媽媽知道了。該是與喬喬和媽媽談談急救與維生醫療的選擇了。

這一次的會談就比較有波動了。媽媽落了幾滴淚，但大多數仍保持微笑，而讓我訝異，但也不算驚訝的結果還是發生了。

媽媽決定要讓喬喬急救到底。

她說：「這是我能給喬喬最後的機會！」

我說：「好的，那麼如果試過了之後呢？如果喬喬很痛苦，我們幫他拿掉那些機器，好嗎？」

媽媽說：「不能那麼殘忍，那是喬喬的一個機會。」

喬喬的機會！我在心底吶喊。

喬喬的機會在還可以北上求治的那時候。

喬喬的機會在我們想要在生病的路程上，陪伴你們的每一個時間隙縫。

喬喬的機會在他還如同健康孩子能上學的那段時日，而不是插上了呼吸器、打上了升壓劑之後！

我無法再問最後一個問題

我問喬喬：「媽媽在和醫師阿姨說的話，你都有聽到嗎？」

喬喬說有。

他知道自己的症狀越來越多了，現在看動畫都看不清楚了。

我說，喬喬，醫師叔叔打的針越來越沒有效了。如果有一天得離開媽媽，自己住到一間病房，可能會一直睡覺，身上要打更多的針，嘴巴不能自己吃，要放很長的管子到身體裡面，幫他呼吸和吃飯，他會不會怕？他想不想跟我們說他可不可以忍受這些？還是他想要在哪裡？誰來陪他？想告訴我們嗎？

喬喬說：「媽媽已經決定了啊，媽媽說我要努力，外婆也說我要努力，弟弟說等我回家，我之前都可以回家，就算像阿姨你說的那樣。總有一天，還是可以回家的吧！」

對話到這邊，媽媽顯然已經承受不了了。

我無法再問最後一個問題：「喬喬，如果你就要永遠離開媽媽、外婆跟弟弟了，怎麼辦？阿姨可以幫忙你什麼？」

還喬喬一個不再受無效醫療所苦的善終

我退出病房，向神經外科醫師說，喬喬是必得經歷急救與維生醫療了。我會讓心理師過來，看看還有沒有時間與機會，至少在所有的嘗試過後，能夠還喬喬一個不再受無效醫療所苦的善終。

好可惜，我從來沒有聽過喬喬打非洲鼓的聲音。

好可惜，我從來沒有成功地與他聊過，如果生命就將在十三歲戛然而止，怎樣的安排能讓他最不怕、最滿足？

好可惜，我從來沒有機會跟喬喬說：「你是個好棒的孩子。」

好可惜，我揣著滿懷從第一次見面就知道會有遺憾的那些直覺，在這個即將腥風血雨的終點之前，我眼睜睜看著那些遺憾成真。

那是很少數的一次，對於在黑暗谷底的伴行，總能因為點上一些微光而心有振奮的我而言，沒有感覺到，我們的陪伴有帶來一點寬慰、一點力量。

透過那厚厚的玻璃，喬喬與媽媽的身影如此清晰，但我們之間的碰觸，卻從來不曾前進一毫米。

那份孤獨讓我心痛，是喬喬與媽媽的孤獨，還有我的孤獨。

宛婷醫師的暖心錦囊

兒童安寧照護與成人安寧照護有什麼不同？該怎麼找尋資源呢？

・根據統計，台灣每年全國死亡人口中，約有百分之一為十八歲以下的孩童。隨著少子化影響，約略在一千五百人左右。

即使兒童死亡人數所占比例低，但其對家庭，乃至手足的影響，可能遠遠超乎想像。

根據世界衛生組織（WHO）的定義，兒童安寧緩和醫療照護應是從疾病診斷時開始，不論兒童是否同時接受針對疾病的治癒性治療，照護過程中，醫事人員必須評估並減輕兒童的生理、心理、社會、靈性等各方面的痛苦。

有效的兒童安寧緩和醫療照護，需要多元的跨專業團隊來提供。

照顧對象需要包含家庭，而兒童因為認知與人際發展、就學與同儕互動、手足在成長過程中所受到的影響、兒童的死亡概念，以及更小的嬰幼兒或是周產期的死亡，都與成人安寧的需求有所不同。

- 提供成人安寧照護的團隊會與小兒科、新生兒科，以及婦產科團隊互相合作，協助家庭會議、法律倫理諮詢、維生醫療決策、心理情緒支持、靈性關懷、安寧生理症狀控制等需求。

魑魅魍魎

畢姨清楚交代，把一切交給了養姐。唯一的前提是，絕不想來安寧病房。

久久一遭，我們都會在一次照護病人的大耗竭中，幾近全軍覆沒，然後蹣跚地互倚而起，撥開彌漫的灰霾，看見一絲透在迷霧中的曙光，映照著一地斷垣殘壁。

安寧照護人員的身心之盾有多麼厚實，只有身在同一個隊伍中的彼此，才能真正明白。

那股對死亡排拒的力量太強，強到壓碎了一路上的風景與善意，啪的一聲關上了門、關上了唇語間吐露的聲音，甚至關上了最後一絲眼神的光。

我們的視線一掃見自己極力聲稱「不屬於我」的陰暗穢物坑，便驚恐地打住，終究和存於「自我」之外、廣袤開闊的絕妙洞天失之交臂。

——《好走》（*The Grace in Dying*）第3章〈自我意識——歸鄉途中〉一一七頁

這便是這樣的一個故事。

據說畢姨有非常敏感的體質，可以看見她不敢名之的魅影。臨死覺知與臨終譫妄期時，人會看見幻影或是已故的家人並不少見，但是是否如民間傳聞，具有可感知異世界活動體質者，在其心智或肉體虛弱時更易得見，向來不在我們的照護可證明之處。而畢姨不只會看見讓她恐懼的魅影，她還會看到孕者頭上會有花，紅花會生男，白花會產女。

被錯愕、驚悸和憤怒的情緒淹沒

畢姨是一位婦癌的病人。婦科癌泛指所有出現在女性生殖系統的癌症，包括：子宮頸癌、子宮癌、卵巢癌、外陰癌、陰道癌和輸卵管癌。婦科癌初期常無明顯症狀，不易察覺。

畢姨確診的是卵巢癌，此類癌症階段表現與其他腫瘤不同，雖然發現時常已經是第三期之後，但即使已有腹膜轉移，一路與此病情搏鬥四、五年之久的病人，大有人在。

以至於在臨床上雖然是第四期，也就是大家口中的末期，如主治醫師未曾強調，或是預先的為無法再做任何抗癌治療的那一天做盤算，病人在被轉介至我們手中的當下，往往被錯愕、驚悸和憤怒的情緒淹沒。

我們收到會診單的時候，畢姨因為腫瘤擴散到腹膜，導致嚴重的腸阻塞，已經吐到無以復加，每天是幾百毫升幾百毫升的在秤量她的嘔吐袋。

除此之外，四處蔓延的腫瘤細胞已經聚成一顆堅硬的大石，瘋狂地頂向右上腹，引發了持續的悶脹之痛。

一條引流腹水的管子哀哀地淌著時而鮮紅，時而暗黑的體液，卻絲毫未能舒緩腹中滿溢的難受。

一聽到「安寧」，馬上辦出院

頭一回聽到「安寧」，畢姨飛也似地辦了出院，逃回家。可是因為百般痛楚，返家三天後，畢姨又拖著身軀，回到醫院。而這一次，畢姨誓言：「除非我可以充滿體力的自己走進家門，否則我絕不出院回家。」

畢姨一口回絕了任何在家施以醫療探視的可能，因為她無法忍受鄰居看著她的頹敗。

對畢姨來說，此時儼然是她生命中魅影的，不只是那些無以名狀的異世界氣息，還有這個名為「安寧」的鬼魅，正如影隨形地持續來造訪她。

基於對原本婦產科醫師的信任——婦產科醫師再三對畢姨保證，安寧的藥物對她的症狀緩解，一定有幫助，所以畢姨勉為其難答應安寧共同照護的醫師和護理師去拜訪她。

被要求解釋「什麼叫做是安寧的藥物」

護理師踏了先鋒，卻被扎了一身軟釘子。對話的最後，畢姨要求安寧醫師前來對她解釋「什麼叫做是安寧的藥物」。

那個忙碌的下午，我去見了畢姨，也見到了陪伴她十五年的同居人，有著濃濃金馬鄉音的男子。

因為安寧共照護理師的交班，我本來已經空下了足夠的時間，預計與畢姨的敵意與恐懼周旋。

然而，未曾想到我踏進病房時，畢姨正忙著吐。吐畢，一臉倦容。興許是太難受，或是被我看見了她最不願意示人的頹敗，畢姨對我下了逐客令。

同居人默默坐在身邊拍背與遞嘔吐袋和面紙，不曾與我交談一語，甚至不曾抬眼正視我。

嚴重的脹痛是一種癌痛，嗎啡能改善

我只好允諾了隔天一早再去訪畢姨，在她所謂精神比較好的時段。

這一次，我待了半小時。回覆畢姨問題的時候，我看著被機器和管路逐漸埋住的她，打不完的止吐藥，卻對嘔吐的狀況於事無補。

因為她的吐，是來自於腫瘤的壓迫。這些從微妙分子機轉上去產生止吐效應的藥物起不了效果。

我談到消除腫瘤水腫的類固醇使用，和減少腸道分泌物的藥物。開始討論到安寧會怎樣使用藥物來改善畢姨的症狀，但看得出來她相當猶豫。

脹痛也很明顯，其實因為腹腔對於痛覺並不敏感，通常病人都覺得脹，而一般醫師就會開立消脹氣等腸胃藥。

實際上，這種嚴重的脹痛就是一種癌痛，只有類鴉片藥物可以非常大幅、明顯的改善，所以我建議嗎啡加量。

畢姨想當然耳的，一點也不認同我，只是一個勁兒地跟我堅持：「再給我軟便藥、再幫我灌腸。只要我解了，就會好了。」

最後，我們討論了腹腔腫瘤病人很容易因為淋巴回流受阻，而衍生的雙下肢水腫。那是什麼藥物都沒有辦法改變的，只能透過物理治療，徒手淋巴按摩才能改善。而她解釋：「那是因為利尿劑打得不夠多。再打多一點，就會消了。」

口口聲聲說現在的醫師告訴她，「還可以治療。」

點滴架上搖搖晃晃。三種抗生素、一袋不可見天日的全靜脈營養包，配著一台精密計數滴入量的幫浦、額外補充的糖水點滴，為了給藥而老是備著，以利稀釋的生理食鹽水袋。

我忖度著，推著這個彷彿販賣架般的鐵桿，她到底要怎麼行走？畢姨拒絕再深入會談，口口聲聲說現在的醫師告訴她，還可以治療。

同居人一來偏向沉默，雖然他是最主要的照顧者，二來在現行法律規範上，同居人雖是病人價值觀的重要證明者，但他非最近親屬。若有一些文件需要簽署，我們依然需要同樣瞭解狀況且具有親屬身分之人。

因此，我們開始思量得要第三者來共同參與決策，並針對畢姨快速崩壞的病況，做後續的心理準備與庶務安排。

她想要的，選單上都沒有

後來，我們找來了與她關係最緊密的養姐與養姐夫，想要突破困境。

經歷過一番耗盡元神的溝通過程，畢姨終於簽訂了「不施行心肺復甦術意願書」。

接下來的一切，畢姨再也無法下任何決定。

也許是在這與死亡不得不妥協的過程裡，她有著滿腔的憤怒，因此我們感覺她不是無法理解病情，或是不清楚自己的價值觀，而是因為她想要的，選單上都沒有。

畢姨索性把自己的身體以及未來都割捨出去。總之，她是不要了。

畢姨清楚交代，把一切交給了養姐。唯一的前提是，絕不想來安寧病房。

可是，這世界總是喜歡陰錯陽差的事。

仍然來到安寧病房

敗血症來得很急。畢姨的血壓在降，日以繼夜嘔吐的聲音和吵雜的機器聲，引起同房病友與家屬的不悅。

在覺得其他人沒有同理心的憤怒驅使之下，經由養姐的半推半就，畢姨算是同意轉到了安寧病房。

那時的畢姨，彷如逃難。從一個別人不想接受她的地方，逃到一個她不想接受的地方。

轉過來安寧病房之後，我們撤除了許多無效醫療，也施予症狀控制藥物。如我們所料，解決了過度的治癒性治療，並添加了緩解性的治療，畢姨的身體因而得到休息，自然而然地撐過了這次敗血症。

殊不知命留住了，畢姨卻把自己和我們推入了更大的深淵。

不知是對體力日益退敗的驚疑，還是對終究仍被送進安寧病房的不滿，抑或是對原本婦產科醫師好意前來的關心，所攪動的一池春水——婦產科醫師說什麼藥太多了、什麼藥太少了，安寧病房是造成我現況的元凶。

種種的一切，終於將畢姨與同居人變成了兩隻刺蝟，刺得安寧病房的每個人遍體鱗傷。

拒絕查房、怒斥護理人員

畢姨說我們的病房、我們的每個人，都帶著那些不善的魂魄接近她，讓她很不舒服。

每一回，我的查房，得到的都是毫不客氣地拒絕。

每一次，護理人員的巡房與給藥，都給擋下，卻在症狀發作時，怒斥護理人員手腳慢、故意不給治療。

醫師、護理師、心理師、社工師、靈性關懷師花了好長的時間討論，並再三推敲、確認，認為心靈的安適對於臨終階段的平安，也是非常重要的，決定尊重畢姨有意無意地透露，同意她轉回原本的病房。

但當我們提議時，畢姨與同居人又不同意了。

他們帶有一股認為是轉來安寧病房，造成了現況，安寧病房的人就該負責的賭氣。

前一日，在討論桌上大家所耗去的心力、耗白的頭髮，瞬間彷彿潑出去的水，杳然無蹤。

純粹疼惜畢姨的心意，隔天被說成了要趕他們走的豺狼不堪。

究竟是招誰惹誰？安寧病房的人員一個個敗下陣來，委屈滿溢，也還有，狗咬呂洞賓的憤懣。

一抔一抔的，畢姨驚恐地感受墓土撒下，不再願意對自己的生命負責。

那無言的訊息是：「是這個世界的錯、是你們的不力，才讓我不會再好起來。這一切，一定都是搞錯了。」

一聲再輕不過的嘆

護理師問我：「每天踏進那個病房，腳步很沉重吧？」

我笑說：「我有很堅固的金鐘罩。」罩住了他們那原可將人打到千瘡百孔的敵意與怒氣。

說實話，我只是在一日復一日中，明白了自己也沒有多偉大。

不是什麼引領他們渡向來生的舵手，至多也不過是個撐篙的船夫吧。斗笠下的面孔是誰，本就不重要，更遑論扁舟上載的是良人或惡客呢？終究是一程吧，有緣相視一眼，無緣就旁觀吧。

人世間一遭是這麼孤寂。沒有人為他人的生命負責，好壞也都求不來別人的頂替。是要被魅影們嚇得夜不成眠呢？還是要讓自己化成一盞他們無可靠近的夜燭？竟是相同的一件事，虛實難分。

若問我對此有什麼情緒？那麼，約莫是一聲再輕不過的嘆吧。上天怎的就這麼不想饒過畢姨的心，纏著比黃連還苦的繭，縛入死亡的地界。

畢姨在幾周後陷入昏迷而撒手人寰。

相較於生前所受到的疾病苦難，最後的時光尚稱平靜。

雖然沒有隻字片語，但我們也是把她搖向彼岸了。

某日，護理站的桌上出現了許多知名的早點，是同居人的手藝。

我想至少同居人是平安的吧。**我們護不了所有的人，但起碼護住了遺留下來的人**。

後來，我常偶爾會繞去同居人的早餐店。我沒有再看見畢姨家的人出現在那裡，但看著同居人手起鍋落，我都會輕輕地在心底祝福。

漫長的來日一切都好，蒙灰的殘墟已如龐貝古城，深深埋入地下。

宛婷醫師的暖心錦囊

雖然目標是讓臨終者無所牽掛，也盡量減少遺憾，但有的時候，並不容易達到，也會造成健康照護提供者，或是陪伴者的挫折與自責。

面對這樣的狀況，我們可以如何看待與調適？

．善終並沒有標準答案，也沒有非得一定要到達的港口。**過程重於結果，臨在（being）是最重要的。**

「臨在」指的是有覺察力地安住於當下，活在每一刻中。事情的發生與情緒的流動本質上並無好壞，是當我們給予評價時，它才產生了影響。

如若是純然的接納，就不會讓某些困難的時刻變得如坐針氈（如病人巨大的靜默，或是持續的憤怒發洩）。

無論如何要記得，照顧也是一種永續的工作，而**照顧自己永遠是最優先的**。在死亡事件的洪流中，以愛全心投入，但又能全身而退，是第一要務。

一個人的死亡歷程是否平安，與其一世的準備有巨大的關係，並非他人強迫進行四道人生（道謝、道愛、道歉、道別），就能收其成效。

・家庭照顧者從開始擔起照顧責任到結束照顧，身心都會受到廣泛而深遠的影響。因為照顧歷程的特殊性與孤獨，有時照顧者並不容易找到傾聽對象。照顧的過程若是很長，又會影響到陪伴照顧者重新建立社會連結的困難程度，再加上心靈的安頓、良好情緒與價值觀的保鮮與再灌注，都需要更多的自我覺察以及社會關注。

世間並沒有完美的照顧。重要親友的離去是因為病情或是意外傷害，而非照顧。如若有自責的感覺，那麼，將針對的照顧經驗所習得的成長，轉而幫助更多其他正踏上路的照顧者，將可感覺重擔被分擔。而一切的碰撞跌跤，也就有了更深的生命意涵。

與妻訣別

男人從口袋中，掏出一張紙條，上面寫著三種讓人陌生的藥名，原來這是男人花鉅款從國外求來的標靶藥。

因為進食是罹患腦癌的病人最常在查房的時候，需要關心的問題。那日開始換成看護照顧，她遞上一張筆記紙，上頭是男人的筆跡，寫著：

愛吃的食物：紫米飯糰、地瓜（全家）……

愛喝的飲料：檸檬紅茶（泰山紙盒）、水果冰茶（立頓紙盒）……

晚餐：煎餃、油飯……

都是超商食物，但我彷彿可以想像男人站在超商食物架或是冰飲櫃前的身影。或許這是沒有太太可以理家後，他可以最無須面對選菜，或是擇料理店的龐大無助感的最安全方式。

不會有抬著夾子使用凌厲眼神，需要你立刻決定配菜的便當廚娘，也不會有蜂擁在身邊，忙著搶問菜肉攤老闆斤兩價位，嫌一直不下手的前頭顧客擋路的難堪。

夾在上班族與學生之間，無論是店員，還是顧客，都不會關心你是否選到天荒地老，當然當你遍尋不著某個品項時，他們也不會跑來過度關心。

試著、換著，男人也找到了太太喜歡的菜單。

若非與他們相處已半年有餘，或許我們會對著這份很克難的超商清單皺眉，但此刻我的腦海裡，卻是出現那瓶桃粉紅外盒的立頓水果冰茶，開啟又摺合的盒口，以及女人接受男人餵食飲料的神情。

當男人煞有介事地講解著太太所愛的超商食物時，女人微昂首，認真聽著。我卻為了男人能知道妻子愛吃這些，而動容不已。彷若他記得的有如珍饈。

其實都吃這些便利的輕食也有好處。因為腦部有轉移腫瘤的太太，無論是胃口，還是進食的能力，都隨著病況起起伏伏，因此輕食也有好冰藏、好分食的優點。

無論是什麼時候，他都不會讓她痛

女人叫貝貝，只大我五歲，與病對抗也已五年。

在真正安寧收案之前，我們碰過兩次面。一次是去年底，先生帶著貝貝來做預立醫療照護諮商。一次就是在門診，諮詢是否可以進行安寧服務的收案。

進行預立醫療照護諮商時，貝貝的理解能力還很完整，但因為轉移的腫瘤侵蝕部分的功能，她的思考與反應相對比較慢，討論到急救與維生醫療的時候，貝貝說話吃力，但滿面笑靨：「我都跟他說好了。如果倒了，就不要再救了喔。我怕痛。」

男人像隻呵護幼雛的鷹，氣概滿滿，和貝貝說，無論是什麼時候，他都不會讓她痛的，也因此不管他有多捨不得，他也願意陪她來進行預立醫療照護諮商，因為這是貝貝想要的。

幾個月後，我們就在安寧的門診見面了。因為已經在預立醫療照護諮商的場合相處過，我們不必繞在那些表淺的急救議題上，而是可以開始深入探索目前貝貝與先生遇到的難題與需求是什麼。

那時的貝貝還在做電商。她說治療很花錢，她想要幫先生分擔一些。

先生驕傲地說，貝貝很有商業頭腦，電商一做，就是賺錢的，不過自己的工作也很靠譜，所以即使治療的費用很高，他也可以應付，其實不需要貝貝出力。不過讓貝貝能有事做，也是挺好的。

一場團隊的硬仗

接下來的對話就有點張力了。

因為男人從口袋中，掏出一張紙條，上面寫著三種讓人陌生的藥名，原本立刻要查閱藥典，並打算要請教腫瘤科同仁，男人就兀自開口了。

原來這是貝貝兩周前，還在他院使用男人花鉅款從國外求來的標靶藥。

男人還一邊為我細數這些藥物在國外的實驗進度，以及醫療實證。

他碰過幾位腫瘤科醫師反對他們用藥，又有幾位願意為他們從國外進藥。

我一邊試著快速閱讀文獻，一邊思索以貝貝快速惡化的病況。別說錢了，先生可能沒有多少時間，把心情導正回來陪伴貝貝，而不是一味地奢求藥物似有若無的療效。但男人毫不相讓，他一邊捍衛著她用藥的權利，一邊跟我說：「對不起，主任。我這樣無理要求，希望你會同意收她，讓安寧團隊可以來家裡照顧她。希望你每一次都會同意，下次也還會……」

男人果然是鷹，目光炯炯。他的捍衛沒有妥協。

這是一場團隊的硬仗，我開始有所領悟。

只以最後一點尊嚴與悲傷支撐

貝貝因為腦轉移，術後某個姿勢就會開始癲癇。男人堅持著親自年復一年，為她守護完美的角度。

但是病情會改變，男人對於貝貝為何會發生癲癇的醫理並不懂。他可能只是某次剛好有個角度，讓貝貝的發作停下來了，便一直堅持，或該說他恐懼的是，不這麼做，貝貝就會發作。貝貝發作，就代表貝貝離他而去的現實，又逼近了一些。

但是貝貝後來又發展了骨頭轉移與肺積水，先生堅持的姿勢，讓她備極吃苦。但她已無法明確表達。

安寧居家護理師引導先生看見貝貝的不適，卻被充滿尖刺，彷如刺蝟的先生怒斥，並且堅持不許護理師動手協助貝貝舒適擺位。

此時，其實也已經飽含照顧疲憊的先生，只以最後一點尊嚴與悲傷在支撐，因此絕對不可能容得有人挑戰，甚至那情緒就像一杯滿溢的水，更不容他人改變角度或是換手。

那對他而言，都是一種會覆杯的威脅。

男人的「對不起，但我堅持」逐漸軟化

護理師的家訪過程屢戰屢敗，挫折得無法再提起勁去家裡。

加上貝貝的疼痛與意識症狀開始有所改變，她回到安寧病房來，由我接手照顧。

因為有我每天巡房的介入、溝通，男人的「對不起，但我堅持」逐漸軟化，也才讓我們有了一絲的縫隙，可以去證明我們的建議是可行的，因此換來他願意稍稍收下擺動的巨翅，讓其他人可以靠近他。

但貝貝與先生真的辛苦。住院一段時間後，症狀緩解，卻遇上COVID-19疫情最嚴峻，隔離規定很長的時候，這也才有了故事開頭男人為何請看護來照顧貝貝的緣由。男人紅著眼，訴說他的決定：「現在隨時都會就地隔離，我就有可能無法在病房陪她了，所以我請了看護，我才能自由地為她出入處理事情，照顧我們未成年的孩子。我可以拜託你們，為我協助看護嗎？疫情下，我也沒得挑了……」

我們先是為了男人終於可以喘口氣，而感到放下心中大石。

但想想，其實不能時刻守著貝貝的他，必定油然而生另一種焦慮，也可能因此轉嫁另一種無法硬扛的壓力在醫療團隊身上。

安寧團隊最扎實的訓練——耗竭覺察

不過，臨終照顧向來如此。安寧團隊除了兵來將擋，水來土掩，我們最扎實的訓練就是耗竭覺察。

在真的不行的時刻，轉手給其他的團隊成員替補，免得葬了自己，同步也拉垮了團隊與病家。

幸好有這樣的心理準備以及團隊共識，後來貝貝又度過了月餘的生命，甚至還回了一次家。

團隊也扛著不可承受之重，陪著這個家庭踽踽行路。

通常在這個時候，我們也會試著回顧病人的生命史，或是觀察互動，以確保病人本人也可以承受這種關注與愛的壓力。不過，因為貝貝昏睡的時間日漸長，她自己就不甚困擾。

我們的照護比重除了貝貝臨終過程身體的舒適，大多是幫助男人以及孩子，準備貝貝離去過程的身心狀態。

男人準備好了

貝貝在某次癲癇發作過後，再也沒有醒來。

雖然我們都演練過了可以讓貝貝在家裡自然離去，但是男人還是無法承受，將貝貝送進了急診室，所幸交班與事前的推演準備得當。貝貝在急診室，沒有承受不必要的醫療。很快地，安排上來了安寧病房。

男人在夜裡傳訊息給護理師，請護理師轉給我：

「幸好我昨晚不用在急診室就與她訣別。睡了也好、睡了也好……請你幫我轉告主任，不要上點滴了。她的身體受不了，我捨不得……」

由男人自己說出的「不要上點滴」，就是他真的準備好了的證明。

執著已經放下，**哀傷正要啟程**，而他在路上，步伐絕對艱辛，但心志足夠堅韌。早晨，我去病房看貝貝。男人又再跟我提了一次與妻訣別。這是他的習慣，他的措詞總是很重。

很少會吐露心裡話的他，也在我離開病房後和護理師說，他不像別人有人可以商量。

我猜，也許他是想要別人看見他的堅強，也或許他是真的感到有所倚靠，而願意向我們坦承部分的軟弱。

一隻會落淚的鷹

我說：「在我們這兒，都安心了。都交給我吧。」

我看著男人又傾身幫貝貝調整姿勢。

我想我很難真的可以體會他所謂「訣別」的心情，但他在提妻子必然會死亡這件事的時候，用的總是這兩個字。

訣別帶有某種悽愴，也帶有某種大義，也許這是他在這段夫妻情感中對自己的定位吧。

訣別後，必然赴死，因此那回轉身即是來世。但男人知道他是那個孤獨要走下去的人，所以他一直在準備。用了很多具體的方法，比如說預立醫療決定的諮商，那是一場訣別的心路歷程之上的旗幟。靠著插上這些旗幟，男人才不會失了方向，因此焦點不是醫療決定的選擇是什麼，而是男人與女人共同面對的這個行動。

在有外力幫助插旗的這段路上，對話也因而有了定向，並化為承諾——答應你的，都記得。

「吾今以此書與汝永別矣！吾作此書時，尚是世中一人；汝看此書時，吾已成為陰間一鬼。吾作此書，淚珠和筆墨齊下，不能竟書而欲擱筆。」

與妻訣別書要赴義的是夫君。或許對男人而言，失去貝貝，誠如赴義，痛到想要與之相隨，淚珠與筆墨齊下，無能再語。

幸好，這是一隻會落淚的鷹。會落淚就好，**能夠悲傷，就有力量**。

宛婷醫師的暖心錦囊

照顧工作中，女性的占比通常還是高於男性。

男性照顧者所面臨的照顧環境或是心理需求，與女性照顧者有什麼不同呢？

- **男性照顧者**擔負起照顧工作之主因多是對妻子、父母和家庭的愛與責任。因為男性照顧者不像女性照顧者，比較容易從同性友人得到情緒抒發與支持，因此學習吐露心事與適時抒發，常常成為男性照顧者最艱難的課題，並且更認為自己應該一直成為對方的厚實羽翼，**忽略了自己也有身而為人的生理、心理、家庭社交與休閒需求。**
- 提供男性主要照顧者護理指導以及實用課程，例如家事課程，或讓男性自行組成支持團體，讓男性影響男性。

雖然男性更多時候表現堅毅，但照顧是一門專業的工作，有時其實是不知道如何與外界溝通，或是讓外界介入。而一味地悶頭進行，不但累積挫折，甚至可能傷害自己的身心。

照護者與被照護者間因性別的不同組合，也會衍生出不同的照顧模式。**這些性別議題在照顧現場與政策上常常被忽略**，因此在社會具備更完善的概念之前，男性照顧者也需要瞭解自己可能會遇到的需求與幫助，並慢慢培養與他人協作，並獲得幫助的坦然與自在。

輯二

安寧照護沒有標準答案

苦恨可以不是生命最後的風景

燕姨突然抓起我的掌心，使盡力氣，清楚地寫字，並大喊：「我恨啊……」

某日夜間，我的手機一直響起通知，是護理站與我手機連動的App。

血壓持續飆高

有位下班時間後，剛轉進安寧病房的病人，血壓持續超過兩百毫米汞柱。我與她素未謀面，但查閱病人的病歷，並無高血壓的病史，心電圖也無異常。值班醫師無計可施之下，只好施打急救型的降壓藥物，以防產生嚴重的腦部與心臟併發症。算是當下合宜的處置，但絕非完美的解方。

我繼續往前閱讀病歷。發現她在轉來安寧病房前，就一直處於極度高血壓，但因為鼻咽癌無法清楚表達症狀和吞服藥物，已經多次被施打急救型的降壓藥物。

雖然病人確實所剩時間無多，但若是急救型的降壓藥物再打下去，那因藥物而產生的併發症，可能就要帶著她更快速而痛苦的直奔死亡了。

在能精準給藥之前，我們必須有個人能夠成功地蒐集，並評估她的症狀，才能從根源解決。

隔日查房，因為鼻咽癌侵犯的關係，她僅剩一耳能聽到聲音。

我靠近她，先喚她的名字「燕姨」。

燕姨睜眼看我，神情滿是苦痛。

我不急著問燕姨的症狀，而是告訴她昨日轉進安寧病房，我們正在與她熟悉，大家都關心她的症狀，也希望她能安適，但這一切需要她的協力。

如果她願意，跟我們說一些什麼都好。

喊得人心疼

本想初次見面，又加上生理與病情的限制，可能是雞同鴨講。殊不知燕姨突然抓起我的掌心，使盡力氣，清楚地寫字、並大喊：「我恨啊……」許是一生苦楚，在臨近結束的關頭，竟有個陌生人跟她說講什麼都可以，也可能是極高的血壓，伴隨著尚未被細細釐清的痛苦症狀，而覺時光難捱。可到底恨的是什麼，旁人難以一時半刻拼湊，但喊得人心疼。

判斷為癌痛，開立低劑量的嗎啡

既然確定燕姨是可以溝通的，我更加有耐心地做理學檢查。綜合病歷紀錄、影像檢查結果與現場的理學檢查後，大膽卻有信心地認定燕姨為癌痛。

開立低劑量的嗎啡，施用兩劑過後，我與護理站連動的App就再也沒有警示過。因為燕姨再也沒有出現超高血壓了，而我們也因此間接證明了燕姨確實不是心血管的問題，而是疼痛的問題。

但因為**癌痛是需要精準評估的**。若病人可以清楚言說，自是容易處理。但若病人難以言說的，常常被低估，而衍生眾多疼痛未被妥善處理，而連帶出現的失能與心理問題。

「我恨啊」只喊了兩天。接下來，在查房探望燕姨時，燕姨瘦弱的身軀不再緊繃，臉部開始有笑容，並且能清楚針對問題搖頭與點頭。

打開一個通道，能與照護人員溝通

又再過了三天，燕姨彷彿撒嬌似的跟我從頭到腳的症狀都大小抱怨了一番，連皮膚癢，都用清楚的動作展演告知我們了。

看護大姐也說，這兩天，燕姨好照顧多了。因為燕姨彷彿打開了一個訊息通道，能夠與周邊接近她的照護人員溝通。

在燕姨自己的協力下，所有的照護都打開了連環的通道，一切都感覺順遂了起來，不再滯礙困頓。

雖然有些繁瑣，但我驚喜萬分，那是何等的託付啊，才願意如此親暱地讓我承接她那些甚至是蠅頭的症狀。

即使她人生的恨並沒有解，但最終在人生結束前，她的世界可以覆蓋一點溫情與不同於以往的經歷與感受，那便是安寧照護對人的關注了。

人之所以受苦的原因

人的尊嚴常被過度具象於隱私、自主，好像拉起了簾幕、簽署了文件，人的主體就能顯形。但無論是沒有情感的行禮如儀，或是在自主的形式下，**真正主體被徹底忽略，都是人之所以受苦的原因**。

康德明確把尊嚴定位為一種「絕對的、內在的、無條件的和無與倫比的」價值。尊嚴的載體是人，是有生命、有理智、有情感的存在者。

在照護中，抱有能提高病人的人生目的、意義與價值感的期待，並降低其精神與心理的負擔。

透過訪談與陪伴，病人從梳理其生命的過程，或建立新的關係之體驗中，獲得尊嚴感。

任何可以舒適的方式，都不會被放棄

鼻咽腫瘤蔓延了燕姨整個頭頸部，吞嚥也是不可能的事情。

雖然看護大姐總是耐心地在頰黏膜上噴灑水分，以及她喜愛的飲料，但終究無法流進肚腹。

雖燕姨曾經表達不要使用人工管路，但那並不代表我們就得任由她又飢又渴的面對死亡。**任何可以舒適的方式，都不會被放棄，這就是安寧照護的承諾**。

我們總是關注與進行有意義的嘗試，並在乎燕姨的心情與感受，而不是機械般的，只是重複確認是否確定不要人工營養，也絕不會兩手一攤，放著她面對窮途。

就算真的得困在原地，無計可施，那也不是她獨自一人，我們都是她能喘息的墊腳石。

接下來的十日，一直不太能言語的燕姨，清晰地透過雙向互動，與我們一起確認了沒能吞食東西不會餓，也表示無須置放周邊導管用藥與點滴。

光是一起感受嗎啡帶來的幫助，以及感受藉由看護大姐的巧手打點得香噴噴的身軀與環境，同時放鬆的由唇邊沾食些可接受的液體與飲料，就已是脫胎換骨時光。

接續的這一周，燕姨天天充滿笑容，也不曾再提及生命的恨。

女兒來訪時，我們想要試著瞭解病人何以憾恨，又為何會如此激動地訴說。但女兒們表示媽媽素來靜默少言，雖與她們相處和睦，但養家、罹病的日子也極是辛苦。是否曾有什麼讓媽媽心頭糾結，無法排解的過往，她們倒也無從臆測起。

燕姨的生命有些謎題。心理師會在燕姨精神不錯時訪視她，看看我們是否還有什麼能為她做的。

若有陪伴，就不會如此難行

很多人認為這段時間要做的是放下憾恨。實際上，那是錯誤的。

憾恨需要的是與自己所有的經歷與遭遇和解，接納此生的實相，而不是抱有不甘願或是對他人的期待與指謫。

當人生被限制於某種評價才是值得，並將錯誤歸於他人或自我時，就是受苦之根源。

放下憾恨是一種新的期待與要求，甚至需要各種天時地利與人和的成全。若將放下視為生命最後的目標，那就是製造了另外一個苦楚的起點。人生並不求圓，只需要修煉恆常的變動與失落即是不變的真理，那麼自得心安。而萬般世間苦，若有陪伴，就不會如此難行。若有理解，就不會如此難堪，安寧照護便是這樣的理念。

病人不是善終生產線上的商品

相處十來日後，彌留一日，再隔日，燕姨便離開了。沒有拖延、沒有折磨。十多日之於燕姨的一生，孰輕若重。輕的是比例，重的是心意。而我們感謝，燕姨讓我們知道她都感受到了，而她也用這僅餘的十來日，與我們的心意相映和。

其實這本就是高品質的醫療照護能給予的，例如我們一直提到的**安寧照護，若非先從心理靈性的貼近、陪伴開始，我無從獲得評估她真正症狀的機會**。若非精準地處理了她的生理症狀，我們便沒有機會，提供更多必須她付出信任的舒適照護。可惜的是，這一切，太多人從來不知道。

醫療品質總是被化約成某種口號或公式，病人變成善終生產線上的商品。**不曾望進他人的眼，又怎能說是成全了一個人**。

苦痛蔓延是生命的必然，撫慰與療癒方能平息。而我們努力學習善終的照顧，從來都不是為了送人上路、以速死當作是萬般困境的解方。

宛婷醫師的暖心錦囊

人的一生分為幾個發展階段？各階段的主要任務是什麼？

・心理學家艾瑞克森（Erik Erikson）說：「人生各個階段與特定的心理掙扎有關；這正是為什麼每個人的心理危機與衝突，塑造出每個人不同的性格。」

艾瑞克森將人的一生，從嬰兒期到成人晚期，分為八個發展階段。在每個階段，每個人都面臨且需要克服新的挑戰。每個階段都建立在成功完成先一個階段任務的基礎之上。如果未能成功完成該階段的任務，則會在將來再次造成問題。艾瑞克森不只將人生階段的發展停留在成年，他更拓展了人們成年之後生命發展的視界。

・衰老會造成高齡者體力、心智和健康狀態的每況愈下，對此，他們必須做出相應的調整和適應，此階段被稱為「自我調整對絕望感的心理衝突」。高齡者在回顧過去時，可能懷著充實與無憾的感受，也可能懷著絕望，提早等待死亡。

自我調整是一種接受自我、承認現實的感受。如果一個長者或面對死亡之人的自我調整大於絕望，他將獲得智慧，並能以超然的態度對待生活和死亡。另外，老年人對死亡的態度會直接影響下一代兒童時期信任感的形成。第八階段和第一階段首尾相聯，構成一個循環的生命周期。

尺步之遙，卻不復相見

我忽然像全身癱軟一般，放下手上的電話，久久無法動彈。轉頭發現，住院醫師、專科護理師、病房護理長、社工師、心理師，全都在我後頭排成一列，急著想要給上協助。

二〇二〇年二月三日，首批武漢台商包機抵台，兩百四十七人集中檢疫十四天，一位確診送醫治療。

二〇二〇年二月八日，寶瓶星號郵輪登船檢疫，一百二十八名採檢陰性返家並自主健康管理十四天。

二〇二〇年二月十日，暫停小三通，並限縮台灣直航中港澳航線，只留北京首都、上海浦東、上海虹橋、廈門高崎、成都雙流機場等五航線。

二〇二〇年二月二十三日，限制醫事人員出國。

二〇二〇年二月二十七日，指揮中心提升為一級開設，持續由時任衛福部部長陳時中擔任指揮官。

二〇二〇年三月十九日，指揮中心宣布限制非本國籍人士入境，所有入境者都需居家檢疫十四天，等同於台灣地區實施全面的邊境管制。

那是還沒有新冠肺炎疫苗的一年，台灣因為嚴格的防疫管制措施，成為世界上將新冠疫情控制得最好的國家之一，嚴格到甚至屢有聲音提出反思，在公共衛生層面對於疫情的控制，是否可以凌駕在憲法所保障的權利上。

那段日子，即使安寧居家照護人員都已經準備好，台灣也不允許確診的病人在社區善終，哪怕就只剩垂危的一口氣，也得匆促入院，而且也回不去熟悉的安寧病房，而必須轉入新冠肺炎專責病房，接受照顧。

關於防疫的命令一日三變，臨終的連續性照護，以及個人的意志決定空間蕩然無存，受到大幅的侵擾，是否能善終，運氣的成分成為最大影響。

而十四天的檢疫期間又是另一個挑戰。在這十四日內天人永隔、無法告別，甚至連火化都必須在二十四小時內進行的規定，讓這些家庭的哀傷照顧，成為疫情下醫療照顧的奢侈品。那些無法舒捲的哀傷，悶燒出一片讓人窒息的灰燼。通訊聯繫成為懸命線，但是最後一次的告別只能透過音訊或影訊，訊號終是承載不起陪伴的溫度，打散了逾恆的哀慟，似乎比無法道別更加狼狽。慌亂與遺憾綿延無盡，使人不忍卒睹。

「等爸爸最後一口氣，我再通知姐姐。」

「姐姐在香港教書，現在防疫又很嚴格，她沒有想要回來。等爸爸的最後一口氣，我再通知她就好。」

凌爺爺在疫情爆發的這半年期間，身上癌症的問題也大幅惡化。如今，除抗癌治療已宣告並無效果與意義，人也因惡病質導致的虛弱，完全臥床。

凌爺爺的意識還算清楚，但清醒的時間不多，大致是昏睡與迷惘的狀態。

預估凌爺爺的時日僅剩月餘。這段期間，安寧團隊對於可能會有家屬要從國外返家的，都會建議盡可能提早安排。扣除十四天的檢疫期，也還有其他各種多變的因素，可能造成再也沒有彌補機會的遺憾。

提醒凌爺爺的兒子，要把爸爸的病況告知姐姐後，他很明確地給了我們上述的回覆。

凌爺爺清醒的時候，談女兒的時間多過談兒子。他說女兒雖然早年就去到香港定居與教書了，但常常與他通電話，寒、暑假也一定會回國。

不過因為怕女兒擔心，自己罹癌的細節與進程，就沒有讓女兒知曉。

這次疫情嚴峻，雖然覺得女兒能回來陪陪自己，也是挺不錯的，但怕女兒因此受到疫情的影響，就覺得其實也無所謂。

協助凌爺爺，打電話給女兒

感受到女兒與凌爺爺的關係緊密，最後團隊不放心，因為兒子仍舊堅持到最後他再聯繫姐姐就可以。

我們是透過凌爺爺自己打了通電話給女兒，我們也向她說明，爸爸已經轉入安寧病房，目前狀況仍持續衰弱、惡化中。病程的終點雖無法精準預估，但怕是僅剩月餘的時日了。

女兒說，正值學期快要結束，一時之間，手上的教學工作，也不知能夠找誰立刻接手。等一個月後，學期告一段落，她立刻飛回台灣，陪伴爸爸最後一程。

我們再次提醒，爸爸不一定等得到一個月。

她說她明白，她會考量，但現在暫時沒有立刻回來的可能性。

我們又問她：「那爸爸病情的訊息，我們和弟弟說，便可以嗎？」她有沒有希望我們怎麼聯繫她？

她有點欲言又止地說：「我和弟弟其實沒有很常聯繫，但因為這幾十年來都是弟弟和爸爸一起住的。爸爸生病的事，也都是弟弟打點，就先都聯繫弟弟就可以。有空，我會主動關心一下爸爸的。」

爾後，我們不曾再接到她的來電。

凌爺爺病情所需的處理，也確實都是兒子出面應對。

然而，面對自己與姐姐的關係，兒子總也是支吾其詞。僅說，爸爸狀況有變化的時候，他會讓姐姐知道的。

兒子不高興的情緒

又過了兩周，病人陷入幾乎沒有任何清醒的狀態。

在陷入昏睡的一周後，病人偶爾會出現不太穩定的血氧數值，雖尚未出現瀕死症狀，但身體狀況如風中殘燭，隨時突然熄掉了，大約也沒有人會感到意外。

我們並沒有收到女兒會回國的消息，雖然時間的確尚未學期結束。

那段時間把兒子問急了，可能也覺得我們太不尊重出面處理父親事務的他，很不高興地說了一段：「姐姐到底這幾年為爸爸做了什麼？而且她的想法重要嗎？你們醫院聯絡我的每一件事，我都立刻出面來處理。爸爸的後事，我們也早就已經安排好了。來安寧病房，就是希望他舒服平順而已。我們姐弟這是三十多年說不清楚的問題了。當年她選擇去了那麼遠的地方，她就已經對這個家做出她的決定了。我早就說過了，爸爸剩一口氣的時候，我還是會通知她的。」

兒子的情緒也提醒我們，我們的確忽略了他的心情，總覺得他幾乎天天站在我們面前，我們之間的陪伴與溝通就像是都無礙了一樣。

實際上，那是我們過於自大的想像。

每個家庭都有片毛樣玻璃，看著朦朧，無法清晰辨認。但對於某些尖銳的事實，卻也是個柔和的保護。

而兒子，也有他的界線、他的祕密、他的無奈與他的脆弱。

團隊啞巴吃黃連

病人出現臨終症狀時，兒子的確通知了姐姐。

但凌爺爺的女兒果然如我們曾擔心的一樣，震驚無比。

收到兒子的通知後，直接打電話來病房，質問怎會到了這個節骨眼，才讓她知道。

團隊啞巴吃黃連，但病人即將逝世，女兒遠在香港，兩個子女的不滿心緒都是一觸即發。我們也沒有任何解釋的機會，得先拆了這個彷如炸彈般的情境，才不會干擾了病人的善終。

這不是一般的病情解釋。倘若女兒對於最後的陪伴如此在意，我們就必須當機立斷，給她明確的建議：立刻回國！

隔日上班，聽聞前一夜女兒已經回國。

讓人吃驚的是，她不知道是無心，還是刻意逃脫了檢疫的漏洞，竟然搭了防疫計程車，一路直驅到醫院樓下，是因為打電話到病房詢問爸爸病房所在地時，被我們給請了回家。

陪伴女兒，對爸爸說最後的話

當天早晨，病人的呼吸更微弱了。這對父女此生看來，是再也見不到面。

我們商擬了一下，待會兒如何在電話中陪伴女兒，對爸爸說說最後的話。

我撥電話給她，試圖先瞭解昨夜她就站在那咫尺之遙樓下，卻只能被轉送回家之後的心情是否已經平復。

她果然急於與父親相見，也問爸爸能否撐到檢疫期間過完。但凌爺爺當時隨時都會斷氣。

我告訴她：「我們一直同你一般著急，希望你的心願能夠完成，但爸爸的身體實在過於虛弱，我想他有接受到你的心意，因為我們一直告訴他，你搭機回來了。不過可能知道你回來了，他也就完全放心。今天看起來，已經快要平安的撒手了。」

女兒急切地大哭起來，問我她能怎麼做，才能見到爸爸。

我說：「你是不可能來到醫院了。但爸爸沒有確診，他可以臨終返家，只要你願意接他回家。我們會協助你，安排後續所有的事。」

聽到要帶回家自己與父親共處，女兒收起眼淚，堅定告訴我，她住大樓，無法讓爸爸返家善終。這個選項，她不考慮。

於是我建議她，可以用視訊看看爸爸。

我請女兒撥病房提供的平板電腦裡頭的公用LINE，可以與爸爸視訊。

然而，就在這電光石火的幾分鐘之間，凌爺爺的護理師快步跑向還坐在護理站的我，遞來一張紙條，上頭寫著：

爺爺斷氣了。

人的聽覺是最後消失的感官

是了，連視訊都見不到最後一面了。

我不知道哀傷會衝到多高，會伴隨多少的憤怒與懊悔。

我拆解炸彈的工具懸在高舉的手上。現下，我得換個方法，預防哀傷的高漲潰堤。

我及時阻止她把電話掛掉，因為她正準備要打到病房的平板電腦。

我頓了一頓，重新組織了腦海中的話，緩慢地說：「剛剛在跟你通話的時候，我持續請護理師進去照顧爸爸，並安排可以和你通話的環境，但爸爸似乎已經安心了，他剛剛的呼吸停了下來。

「我們還在觀察，但以我剛剛稍早的評估，我感覺他應該是就在這個時刻離開了。不過，你依然可以與他視訊，人的聽覺是最後消失的感官。這次真的是最後的機會了，你趕緊打 LINE 過來，我們幫你到爸爸身邊，好嗎？」

護理師立刻接手，讓女兒能通上 LINE，也引導女兒與爸爸說一些話。

我不是孤身一人

我忽然像全身癱軟一般，放下手上的電話，久久無法動彈。轉頭發現，住院醫師、專科護理師、病房護理長、社工師、心理師，全都在我後頭排成一列，急著想要給上協助。

無奈在當下的情境裡，只能有一個人應對。

在這整個事件中，與女兒的應對一向都是如此，只能一個人在線上應對。這與安寧團隊總是完整而龐大的互相協作，共同面對家屬的經驗，是嶄新而讓人焦慮的。

但他們令我安心，無論有沒有盡量緩和女兒的痛楚，我知道我不是孤身一人。

據說在她檢疫結束、父親出殯之前，又打回病房非常多次的電話。有時哀傷，有時質疑，但她總以理性包裝，反覆詢問醫療照顧的細節，也提出對許多醫療決定的疑問。

但分析起來，**她想要質疑的並不是醫療團隊，而是自己，自己與弟弟，以及自己與父親之間**。

這是一段漫長的和解路途。我們只能陪伴，還得在她自願的情況下。

這段走向和解之途過程中的荊棘，我們能理解。

其實，她好像就要見到了，就那相隔八層樓的咫尺之遙，卻此生不復相見。

我們無法想像她的心情，我也不知道該如何掂量利弊、哀傷恐懼以及遺憾。她無法選擇接受我們提出帶他回家，雖困難但可行的方案，尤其是在父親罹病期間，不曾接手過照顧的毫無頭緒。

或許，我們誤以為女兒背負的是那就花個幾分鐘搭上電梯，便能相見的遺憾，**但那份遺憾，早已在終於搭機、終於至少闖關到醫院樓下，以及誠實面對自己其實在見爸爸最後一面上的渴求，已被要與爸爸相處臨終時刻的害怕而沖淡**。

一切的比重經過重置，情緒經過消長，某種結局的遺憾，已非遺憾。

答案只在女兒心中。

只是我過了很久很久，只要抬頭看到特別大的月圓，總是會想起凌爺爺與女兒無法團聚的故事，以及在醫療照顧過程中，隔著種種阻礙，疫情的、家庭糾葛的、邊境的，想要避免某些流動的不安一觸即發的進退維度。

宛婷醫師的暖心錦囊

如果因為像是傳染病大流行，或是其他時空與法規的因素，無法好好與離世的親人道別，甚至必須匆促下葬，也無法舉行悼念儀式時，人們會受到什麼影響？又應該如何幫忙這樣的喪親者呢？

- 當喪失所愛的人，而無法給予適當的告別儀式，可能會延遲對悲傷的反應，就有可能產生複雜性病態哀傷的風險，而需要更長時間，以及心理專業人員的介入。

無法集體哀悼和彼此安慰，例如在新冠疫情影響下的喪親者，很可能直到返回社區後，才真正受到喪親的影響。

雖然在疫情期間，以視訊或直播方式進行道別、舉行葬禮，或是傳遞思念，已更加盛行，但這個方式對許多人是陌生的，並不習慣，也可能會受到文化與語言的影響。

．一旦要在如隔離這樣的特殊情境下哀悼，**可以試著以一些與離世之人能產生連結的小物品做媒介，或是安排一個角落，置放對方生前喜愛與習慣的物品，讓思念可以傳達、流動與安放，並感到彼此精神上仍在一起。**

隔離本來就會造成孤獨的負面反應。倘若因為擔心不知道應該說什麼，而更加遠離一個被隔離的喪親者，那麼，將會讓對方陷入心理狀態更差的情況。

此時維持規律的互動，並重建對方的生活作息感是重要的。可以經由遞送鮮花、在信箱放下卡片，或在門口放下食品等多種創新方式，來表示關懷。

比起說錯話或不知道該說什麼，**當對方真的想要憤怒或哭泣時，做一個安靜聆聽與陪伴的朋友，是更有用的。**

四分之三錠醫囑的溫柔

任何一個專業人員肯定會困惑，
六毫克和七毫克的嗎啡，有需要這樣斟酌來回嗎？
四分之三錠入眠藥的醫囑，又是一種什麼樣的奇特取捨？

小洛從來沒有想過，這顆生命中無常的炸彈，其實在二十餘歲的花樣年華就找上了她。

當時小洛知道唾液腺好像有點狀況，但以為是一種暫時的發炎狀況，便沒有理會後，與夫婿前往海峽對岸胼手胝足，創立事業，十年有成。再感覺身體的異狀，返台就醫時，竟得到了餘生可能僅剩兩、三年的癌症末期確診。

小洛沉靜。我們一開始感受到常見的「不甘願、內疚、責怪，以及求生的希望」這些情緒，是從婆婆口中不停地絮叨中察覺的。

小洛住院時，陪病的都是婆婆，但聽說在家最常處理她的照料事宜的是公公。公公也是當時返台後，小洛提到感覺臉上有個腫塊時，極力勸她就醫的人。

經歷手術、放射線治療、化學治療，乃至免疫治療的這段艱辛抗病歷程中，先生也是很重要的支柱。不過同時得忙著家中的經濟，以及八歲女兒的生活起居，因此我們向來很少在醫院見到先生。

完成的繪本小書，要留給八歲的女兒

小洛是在自己思量過後，來到安寧緩和特別門診諮詢。在那次的短暫門診會談後，由我安排轉介至安寧居家服務。

不過，當時業務的安排上並非由我到家裡訪視，因此我再一次見到她，已經時隔兩個月。

然而，也不過就那短短六十餘日，擴散的腫瘤細胞已經把纖瘦的她有限的胸腔，擠得只剩一個小小的角落，還看得到空氣進駐的痕跡。

但小洛不知哪來偌大的意志呀，不僅靠著那麼一丁點微薄的體內供氧，還能走動、還能說話，甚至在護理師以及靈性關懷師的陪伴下，完成了一本以人生整合、生命回顧為設計主軸的「回到自己」的互動式繪本小書，要留給八歲的女兒。

不讓照顧重擔壓在公公、婆婆身上

每每看小洛日夜想辦法完成那繪本小書的模樣，我都彷彿看到一種古人燃油燈夜戰的錯覺。

只不過誰都看得出來，小洛全身的力量都用在這了。進行這本小書製作的日子裡，讓自己最後還有一點生活的樣子。

小洛像燭光，但不只是同其他末期病人一般，光影微弱搖曳。她反而逕像一根力量無窮的蠟芯，毫不保留地在我面前點滴燃到了底。

小洛常常吐，應是腫瘤快速蔓延所連帶的發炎反應所致。因為不是來自腸胃的問題，使用止吐的藥劑，往往沒有什麼效果。使用抗發炎的類固醇略有幫助，但又常導致她睡眠品質不佳，因此她並不喜歡使用。

最安穩的時候，莫過於是睡著的時候了。自從開始接受抗癌治療，小洛便需要倚靠安眠藥入睡，但在這一段已經無法拒絕嗎啡以及安眠藥協助，才能活得較有品質的日子裡，小洛總是不允許自己有點昏花，或是睡得太久。

因為，這樣會把照顧的重擔都壓在了公婆身上。

與疾病做最後的協商

有時我很難想像，在小洛身上，基本攜帶不到氧氣的紅血球們，到底是怎樣辦到，讓小洛這樣充滿意志活著的。

她驚人的在少量的嗎啡使用下，硬是換掉高流量氧氣，而僅僅用著鼻導管。

但小洛展現得很清楚，她並非在抗拒死亡，也並非討厭依賴這些儀器。小洛所要求的，遠超過這些。

小洛是個英雄，充滿理想，但無聲的在與自己的疾病和最後的模樣協商。

任何一個專業人員肯定會困惑，六毫克和七毫克的嗎啡，有需要這樣斟酌來回嗎？

四分之三錠入眠藥的醫囑，又是一種什麼樣的奇特取捨？

我都可以想像，如果有一天，這份醫囑面臨醫師通常最不想要的健保審查，來來回回擺盪，彷彿居無定所的醫囑。不明就裡的審查專家所看見的，到底是醫療團隊的溫柔，還是醫療團隊的無所適從？

我們能給她的最後的溫柔

但我們沒有心思去理會事後的專家怎麼想了，因為這樣的對話以及最終醫囑的調整，對小洛極其重要。

那是不得不讓藥物進入構築她的最終餘生的日子裡。她不想放下的畫筆，但病人自己沒有醫療專業，能與她共同握著畫筆的我，在筆觸下，與她共同遲疑、來回，靜待色彩的乾燥與確認，是我當仁不讓的義務。

這是我唯一能做的，一再用醫師僅有的專業，**協助小洛維持最後她想要的樣子**，那是我們能給她的最後的溫柔。

陪小洛完成繪本小書的靈性關懷師，私下問我：「小洛還有多少日子？」

我說：「大概數日了。」

她說：「小洛真是個勇敢的年輕女子。真讓人心疼。」

越來越如同紙片人，且膚色本就白皙的小洛，有時若沉睡著，乍看之下，都會心中一驚，以為她已沒了氣。

這段時間，陪伴她的婆婆益發焦慮，更是時常把過去十年的種種愧疚與不甘放在言談間。

偶爾，我們得把婆婆帶出病房外聊聊天，透口氣，以免她的焦慮，形成了壓迫小洛的天羅地網。

能掙到最後一刻，她是想要的

平靜與恐懼總是會交替，對小洛來說，也是同樣的。

護理人員告訴我，某天夜裡，小洛請她們打開她的胸腔X光片。小洛問護理師，若是當X光片上面一丁點，代表有空氣進入的黑色區塊，都被白色的腫瘤顯影占滿時，她是不是就不能呼吸了，如同窒息？

雖然總是在那區區一毫克之差的止喘嗎啡中堅持己意，但小洛也清楚，或許會有那麼一條線之後，她得要把身體交給醫療團隊。

因此她和護理師說，能掙到最後一刻，她是想要的。

假若她虛弱到需要使用鎮定劑，讓自己睡著，才不用在死亡的臨門一腳，飽受折騰，那麼，便把這判斷的重責，以及度量用藥的權利交給醫療團隊了。

之後的小洛，並沒有再要求看X光片，也沒有要求追蹤。

因為她與我們都清楚，黑色區塊的大小，並不與生命剩餘的日子有任何直接相關。

此時，**重要的**不是拿起量測器，計算黑色區塊的體積，而**是餘生日常裡，每個真實的感受、每次真實的陪伴，以及每一天灑落病房的日光**。

女兒會來病房與她共度周末

小洛曾經跟先生說，她想要在家善終。

一直受著家庭中滿滿的愛與支持的小洛，也祈願在自己熟悉的環境與家人的環繞下離開，我們也很認同。

小洛的女兒因為上學之故，很少能來病房陪伴媽媽。我們曾經問她，女兒有沒有問過你怎麼了。

她說女兒不曾主動開口問，但是先生已經先把自己目前的病況告訴女兒。整個周末，女兒都會來病房與她共度。

小洛用同樣的意志力在準備回家，可是與回家準備步調同樣快速的，是小洛正在崩塌中的器官功能，甚至在最後，還是被器官衰竭搶先了一步。

小洛的神智一直保持到最後，都是清醒的，所以她很清楚回家已經不再是選項。她於是在生命最後的兩個夜晚，因為感覺自己隨時都會是最後一口氣了，主動開口，要求先生和爸爸、媽媽來陪伴她。

安心地讓爸爸握著手

最後一天的早晨，我巡房的時刻，向來再怎麼虛弱，都會起身面向我的小洛，不再起身。

小洛側趴著，胸廓起伏微弱，但卻安心地讓爸爸握著手，睡得比那次住院期間我看到的哪一天都沉。

巡房的聲響還是驚動了小洛。

她因為還清醒，睜眼看向我，依然水靈，卻已無力應我。

我輕拍小洛，告訴她：「沒有關係。」

死亡的豁達和奮力的存活，可以並存

我和爸爸說：「小洛已經好盡力。我們誰都看得出來，這份勇敢無人能比。」

爸爸說：「對呀，小洛為了自己、為了大家，付出百分之兩百的努力。每一口氣，都比別人堅挺。」

正因為小洛的堅韌，所以在這段歷程中，沒有人說出要她放下、放心。那不是鋼鐵般意志的她，需要聽到的話。

更何況陪著小洛一路走來，我們都明白小洛早就放下。

她對生命沒有惋惜，甚至對死亡前的告別，都自己掌握。

因此，在我們這些親人與醫療團隊成員之中，的確沒有人有資格建議小洛，何時應該放下。

我們當然都捨不得小洛，但不捨之餘，我們都喜歡她雖然辛苦，但鬥志滿滿活著的樣子。

小洛教會我們，死亡的豁達和奮力的存活是可以並存的，而那已超越苦痛。

對小洛說「終於要從病痛解脫了」這樣的話，都像是對她的意志的褻瀆，所以我們從來不說。

我們知道，看見她的勇敢，是她唯一想要，也是她想要被家人銘記的。

帶著同樣的肯定，她在自己製作要送給女兒的繪本小書裡，沒有跟女兒說要想念媽媽，也沒有跟女兒抱歉說無法陪她長大。

我翻開小洛貼上跟女兒合照的那一頁時，胸臆彷彿奔騰著千軍萬馬，小洛寫著：

「無論何時的媽媽，都很驕傲有你！」

這本繪本根本不需要署名，這樣的文字就彷彿親自開口的小洛。她真的是徹底實踐了自己想要的模樣。

我默默在心底說：「我們也是，很驕傲能照顧這麼棒的你。」

小洛與我的年紀幾乎一樣大，而我因此深刻地認知到：**明天不一定總是會有，但今天永遠可以認真活著**。

宛婷醫師的暖心錦囊

安寧緩和照顧還會使用藥物嗎？要如何正確地使用安寧照護相關的藥物呢？

・實際上，安寧緩和照顧的第一步，常常不是加藥，而是減藥（或是減掉不必要的營養

補充品）。這對病人是有幫助的，但**並非是因為安寧照護不治療疾病了，所以把藥物都停掉，這是錯誤的認知。**

病人常常在長期與疾病對抗的歷程中，藥物越吃越多，直到藥物的交互作用與併發症盡出，或是沒有停止應該只是短期使用的藥物，或是過度期待藥物的療效（如口服化療藥、標靶藥），而**忽略了藥物可能已經沒有療效，但已經形成身體器官功能的負擔。**

事實上，**減藥之後，病人常常精神變好、藥物副作用減少。**有些吞嚥困難的病人，可以避免被不需要的藥物嗆到，而**空下的肚腹，還能嘗試一些自己喜愛的食物**，重拾生活樂趣。

安寧緩和照護最常見的症狀為疼痛（尤其是癌痛）、嚴重呼吸喘、噁心嘔吐、腸阻塞、譫妄等症狀，為了達到有效的疼痛與呼吸喘控制，讓身體功能不會提早耗竭，改善腫瘤阻塞壓迫等，**類鴉片類藥品、鎮定劑與類固醇等藥物是具有實證，也在醫療指引中，被強烈建議使用的。**

・一味地因為錯誤的藥物汙名化，而拒絕醫療團隊的醫囑，病人可能會處在無法妥適休息、身體過度代償，以及強烈疼痛的發炎反應中，讓病況更快速惡化，且無法獲致良好的生活品質。

倘有疑慮，千萬不可自行停藥或調藥，必須與擅長安寧緩和照護的醫師，進行仔細地討論。

在楊董的失智歲月中，乾一杯咖啡

整個社會對吞嚥功能評估、失智的陪伴方式，以及飲食在文化與生命尊嚴上意義的不瞭解，導致實在太多病人不但太早死了，也死得很沒有尊嚴。

我心中最美好的圖像風景

在安寧的照顧模式裡，我一直最喜愛的就是安寧居家。人的記憶是很奇妙的事情，雖然我們在安寧病房也是會稱呼病人的姓名，但是那些毫無區別性的病床環境，還是很難讓人可以鮮活而立體的記憶病人。

但是從事居家服務，會從哪一條巷弄或是樹腳、牆邊得彎進去、病人家是三合院，還是大樓、通常到家的時候，病人都在哪兒迎接，或是如常的忙著什麼事，這些都是我心中最美好的圖像風景。

而我也很享受在車程上，和護理師一起討論病人時，是用「那個住在市場裡的阿伯」、「那位都會買四杯茶的魔手的阿姨」、「那個庭院養很多雞的奶奶」這樣來稱呼我們的病人。

照護的親切感，往往如溫暖的浪潮般包圍著我們。彷彿我們談的不是病人，而是我們熟悉的家人。

除了這種溫暖的記憶點與溝通方式，住在家裡的病人，會有無法計數的寶貴資訊，不用透過言語諮詢，就能為他們量身打造合宜的照顧計畫。

比如有時候疼痛控制不好的末期病人，我只要去家裡一趟，陪他一起生活一個小時，我就完全掌握問題出在哪裡了，因此立刻藥到症除。

被喚醒的記憶

車子駛入一個廣大的庭院，我的記憶就被喚醒了。

我跟護理師說，我大概兩年多前有來過這裡。

護理師非常驚訝，說她應該沒有帶過我來訪。

我說，我肯定來過。因為病人家藥品作業的關係，大門口有一片澄黃色的冷凍簾，實在不太可能有兩個病人的家相像之點如此有特色。因此時隔兩年多，仍舊非常有印象。

直到走入後庭上樓，彎進與病人的臥室相連的小客廳時，看到擺在沙發旁的小提琴，就肯定不會錯的。病人的太太是小提琴手，時常會去公演。

但沒有人對我有印象，彷彿我才是那個因為失智而杜撰記憶之人。

於是，我們打開電腦，開始查閱病歷。

果真我確實在兩年半前曾經訪視過，而所有的人都沒有印象，是因為近年來需要安寧服務的病人越來越多，而我們經過初次收案後，時常必須因為工作時段以及病人家所座落的地點社區，做比較有效率的調整與分配，所以這個病人在經過我的收案與初次訪視後，一直都由學長長期訪視。

這中間，甚至也調整過負責的安寧居家護理師，難怪沒有人對我有印象，而病人是個合併晚期腫瘤與失智的對象，他當然也不會記得我啦！

楊伯伯「暢飲」三小杯咖啡

因為學長有無法脫身的要事，而病人的藥物又要告罄了，才又輪到我出訪。能夠在意外的驚喜中，重訪我兩年半前，親自將他收入安寧服務的病人，真得好好敘敘舊才行。

但他壓根兒不認得我，怎麼敘舊？不要緊，**能一起做點開心的事，就是敘舊**。

這時護理師在旁邊看出我的渴求，很貼心地幫我補充這兩年來他與學長相處的點滴。

護理師說：「楊伯伯本來都是喝拿鐵的，無糖不歡。但是因為方醫師都是喝無糖黑咖啡，所以只要方醫師來，伯伯就一定都和他一起喝黑咖啡。」

這時病人的太太也補充說：「最近他好久沒喝咖啡了。因為失智，吃東西越來越慢，也沒有特別喝咖啡了。謝醫師，你想喝嗎？我們的咖啡豆非常香耶！」

我看伯伯當天的狀態相當好，就說：「好呀。」

我跟伯伯說，其實我跟他一樣超愛拿鐵。

不過在遙遠的失智世界的他，並沒有接收到我這句話。

但我繼續跟他說：「我們今天一起來喝一杯方醫師最愛的黑咖啡，好不好呀？」

他立刻回過神來，很開心地說：「好！」眼神炯炯，彷彿觸動了什麼開關似的。一開始，因為太太說他最近吞嚥速度變得更慢了，我們讓他沾一些咖啡液而已，但看他喉頭吞嚥的動作非常好。我說：「我們拿小杯子來餵他喝。」

當他看到熟悉的小杯子竟然認得，而主動伸出手來。

後來在護理師協助、支撐下，自己喝完了三小杯的咖啡。

隱醫療照顧於日常互動

在居家陪病人吃吃喝喝，是一種很常見的交流方式，因此喝咖啡並不是什麼大事。但和一天睡十四個小時以上，吃一餐美味的餐食，堪比法式料理得吃上至少一小時的認知退化長輩來說，能「暢飲」咖啡，可能是很多人覺得不可思議的事。

我不禁又再度默默地在心底感嘆。整個社會對吞嚥功能評估、失智的陪伴方式，以及飲食在文化與生命尊嚴上意義的不瞭解，導致實在太多病人不但太早死了，也死得很沒有尊嚴。

而這杯「暢飲」的咖啡，並不只是一種情感的陪伴與交流，它其實是我當天最主要

的醫療照顧行為。

隱醫療照顧於日常互動，是最能被接受，也最考驗醫療人員在知能技巧、醫病溝通能力、信賴度建立等能耐的。

失智的人不會互動？他們缺的是一把鑰匙

因此病人太太邀我們喝咖啡時，我們並非客套拒絕或是恭敬接受，而是先問：「伯伯喝嗎？」

不把病人當病人，是讓病人活得像人的首要之務。沒有什麼事情，是不能邀請病人的。

而邀請他一起喝咖啡，並且一起暢飲之前，我還做了一件事。

因為非常確定伯伯不記得我，而那天不只是我與負責的安寧居家護理師，還帶了實習護理師與年輕的醫師。

一行四人，我們先排排站，笑問伯伯：「今天來了幾位不速之客？我們很感謝你的接待。」

爺爺笑開懷，據說是很久沒見的笑容。手指舉起來，認真數：四個!!

Bingo！誰說末期失智的人不會互動？他們缺的總是一把鑰匙，**只有你敬重他了，他才會交給你。**

「楊董，感謝招待。」

而喝湯得喝一小時的他，喝咖啡如牛飲，三小杯卻秒殺。

因為喝咖啡之前，我搬了椅子，正坐在他對面。畢竟說好要邀他喝咖啡的，我得要真的像和他約會一樣。

他灌完第一個半杯時，還看著我，眨了一下眼，拇指比了個讚。人呀，快樂就能激發能力。

喝完咖啡，意猶未盡。看他精神好起來，奶奶跟他介紹，今天來看他的是謝醫師。他甚至試著瞅著我的名牌看。

我把名牌遞上前。

他坐了個挺，是年輕時，打拚當老闆留下的身體印象。仕紳相待，必得精神。

看他吃奶奶精心準備的餐食吃得很順利，我們也將他身上的病況、傷口都處理得當，要跟他道別。

一般，我們總簡單擺手說再見。我想了想，伸出手，說一聲：「楊董，感謝招待。」他笑得比太陽還要燦爛，伸出手來握手，充滿實勁力道的。

叫一聲伯伯，還是楊董，差別真這麼大？

是的，那兩個字「楊董」，是他一生的風霜雨雪、榮耀驕傲與刻骨銘心啊，記憶的匣、心裡的貼慰。

那聲對他一生所成的敬重稱呼，比任何妙手良藥都來得有效。

照顧者，也有優雅生活的權利

雖然有很優秀的外籍看護協助，但這是太太二十四小時擔任主要照顧者的第三年以上了，難得她的世界不是食物殘渣與尿布，而是咖啡。

照顧者，也有優雅生活的權利。我們無法代替她，然而但願今天無須用語言明說的互動，讓太太也可以知道，再艱難，她也值得為自己留點時間，煮一杯咖啡。

最後離去前，我忍不住心裡的好奇，問楊夫人，他面前剪得細碎、燉得香濃的美味餐食到底是什麼。看楊董吃得彷彿法式餐食的料理，或許很適合我分享給其他需要的家庭。

太太非常大方，無私地分享當天的菜單：

燉花椰菜佐雞胸（剪成細碎、盛盤）

蓮子地瓜蛋黃湯

盤是盤，碗是碗，這一切不曾因為楊董已經不認得自己吃的是什麼而有所改變。**我為家人將病人依然視為平起平坐家人的心意，感到動容。**

太太說，最近病人精神好的時候很有個性，看到家人吃麵線或是肉燥飯，還會抗議，結果想不到，對於自己極度渴望的食物，他也一樣吃得很好，與平常沒有特別被哪些食物誘發渴望時，一頓飯得細食慢嚥上三、四個鐘頭不一樣。

楊董一家人實現了長久以來，我心中的願景：**時間不需拿來討論鼻胃管與點滴，而**

是成為病人最後一哩路平起平坐的朋友。

而再回到那杯咖啡身上，到底身為醫師的我，靠它看出了多少事呢？

我看出了楊董的吞嚥能力、楊董的殘存認知功能、楊董的精細動作能力、楊董重要的互動誘發事件，並因此形成了當下的互動計畫，以及後續要衛教家人的照顧調整計畫。

而一起喝咖啡的過程，我進行了多少事呢？

我們評估並處遇了靈性照顧、生命回顧、意義尊嚴療法，以及照顧者支持與照顧者耗竭評估。

The Art of Living. 這是我看過，最喜歡的對安寧照顧的詮釋之一。

我想，我們和楊董一家一起做到了！

宛婷醫師的暖心錦囊

失智的安寧照護包含哪些要項？末期失智的病人，還有可能開發什麼新鮮的人生體驗嗎？

・雖然安寧緩和照護的資訊是越早得知，並且越早準備越好。然而，實務上，甚少在疾病初診斷或是初期治療時，醫師就會提供安寧照護的資訊，大多是在治療逐漸無效時，才會提供訊息。

但是失智症病人的照顧過程，從一開始到最後，隨時可能有不同的改變，或是突發新的臨床情境，甚至連照顧者都可能有所變化。

因此失智在早期診斷時，或至少在邁向中期之時，就找到能夠與失智者合拍，且有耐心的安寧照護專業人員開始同行，是一個重要的觀念。

許多在失智進展到末期時，能夠保有失智者原初的價值選擇，並且能夠減少出入院改變環境的折騰，都是在更早期就對安寧緩和照護有準備，才能夠銜接得如此順利。雖然安寧的共同照護、居家或是病房照顧，是提供末期階段時的服務，但早期可以在安寧醫師的門診，進行諮詢與預先準備，將可避免病程進展時的慌亂無助。

對失智者而言，生活感是很重要的。大多數失智者想用自己的能力生活，很想和別人互動，可是旁人卻無法同理，甚至限制失智者的空間與行為，以免發生危險，導致他們失去基本尊嚴，甚至加速病情惡化。

已有眾多的專家與其著作提醒，**不要輕估與錯估失智者的潛力和存有的能力，尤其是他們過去人生中擅長的能力。**失智者若能亂丟東西，那表示他們還有情緒感知、還有力氣，還能夠與外面連結並試圖表達自己。

若是不要用其他人的生活框架來看待他們要順應別人的規矩，那麼失智者常常不是他人的阻力，而是助力。而且因為容易忘記前因後果，失智者活在當下的能力，並在當下獲得快樂的狀態，也更為容易獲得。

人只要還有一口氣在，莫不希望自己對他人是有價值與有貢獻之人。生命本就藏有基本的風險，如若已經來到了失智與人生的最後一站，還有什麼可失去的呢？**放掉約束、放掉成見、放掉限制。真正的友善失智環境，就是能夠接受人人有所不同。**而這些不同，可能來自於幼年、可能來自於高齡、可能來自意外傷損、可能來自於天生形貌，也可能來自於失智。

如果對方還能靠著扶手，甚至爬行自在愜意地生活，那麼，**我們也能放下包袱與標籤，以一個新家人的眼光與態度對待他們嗎？**這樣的關係，對他們來說，肯定是個超級貴重的生命禮物。

如果連自殺都失敗

阿義伯無需任何藥物，
他更需要的，是找回存在的尊嚴。

心理學家以及統計數據向來告訴我們，末期疾病的族群並非自殺的高危險群，即使我們把「久病厭世」這個詞喊得琅琅上口。

自殺傾向源自於生物、心理、社會，以及環境因素彼此複雜的交互作用。研究都指出兩件事：

第一，絕大多數的自殺個案皆有可以被診斷出來的精神疾病；

第二，精神疾病患者有較高的機率，出現自傷和自殺行為。而這些精神疾病依照常見的排序為憂鬱症、人格疾患（有容易衝動、攻擊性和經常情緒變化傾向的反社會及邊緣性人格）、酗酒等物質濫用、思覺失調症等。

而在我十餘年的安寧照護職涯中，也驗證了這件事。

「醫師，可不可以打一針，讓我走了呀？」

那些需要心理與靈性關懷介入的病人們，少有自殺意念與自殺企圖。但他們又常口口聲聲喊「醫師，可不可以打一針，讓我走了呀？」是怎麼一回事呢？

這其實是**一種名為「失志」**（demoralization）**的現象**，常見於癌症或重症病人。是一種存在的痛苦，以及失去生命的意義之現象。

自二十世紀後葉起，癌症病人的存在議題成為臨床照護的新重點。一九六七年，Engel GL 先提出了 Giving up-given up complex（即將失去和已經失去複和體）的觀念，表示一種混合著挫折感、無力應對處理及無望感的心理狀態。

隨後，Frank J 在一九六八及一九七四年提出報告，認為失志的產生是因長期面對一個無法解決的壓力，因此產生了無能感、孤立感及絕望感。此一現象會深刻影響一個人的自尊，使人覺得失去生活的意義及重心。

他們期待，如果明天的太陽不要升起，那有多好……

這些病人不會像憂鬱症一樣，失去生活的動機與感受生活美好的能力。一口冰淇淋、一次孫兒的探望，都會點燃他們活著的眷戀。

但是，往往就在下一秒，生理無窮無盡的疼痛，只能繼續燃燒積蓄而無法成為家裡經濟貢獻的噤聲感，或是得裸身，讓人處理傷口或排泄物的失去尊嚴感，就會讓他們期待：如果明天的太陽不要升起，那有多好。

在這樣的靈性受難中，**應對的處方是對苦難的重新詮釋**。讓生命中既存的美好與痛苦，不至於把自己切割得四分五裂，而是可以統整回生命之中，成為死亡來臨前夕，最後一次轉化的機會。

自殺通常不是我的病人的選項，哪怕身心在死亡映照下無從躲藏，但他們通常並非討厭自己，或是覺得一生毫無可取之處。

他們是因為那避無可避的無解疾病帶來的身心摧殘，已無從復原。經歷過與疾病的對戰之後，依然無法將之驅離自己的身體與生命，於是只好選擇讓生命與之俱盡，才得以消解痛苦，或是冀望來生，再重獲一副健全的身心。

這與自殺者痛恨自己，認為自己不該被降生於世，覺得自己毫無用處的看法，是全然不同的。

但偶爾，這兩者還是會相遇。所以即使幾乎一隻手掌數得出來，我也遇過只要有任何的線狀物就想要拿來纏繞脖子的病人，以致最後連讓她聽廣播節目的音響，也只能從床頭撤走之類意志堅定的企圖自殺者。

吞了二十餘顆安眠藥

而阿義伯，則是比這兩者並存且更複雜的存在。

那天，我們在急診接受安寧照會。阿義伯虛弱嗜睡、全身發顫，幾乎很難喚醒。陪同前來的親屬表示他已身罹末期疾病，希望能夠接受安寧照護。

接受安寧照護之前，我們照例會確認病人是否的確落入末期的階段，之前是否表達過意願。

猛然映入眼簾的，是前一天的急診紀錄：

六十八歲男性，下唇癌併肺轉移，定期在腫瘤科門診追蹤。今天下午兒子前往訪視時，發現病人吞了二十餘顆安眠藥（由本院精神科開立），意識顯嗜睡。沒有帶空藥殼來急診。

而短短的兩個半小時後，急診又記錄著：

病人和兒子堅持不願意在急診等待會診，因此辦理自動出院離院。

後續看到急診團隊給予必要的衛教紀錄，並協助掛號精神科門診。

而今天再因為疾病，或許也伴隨著部分安眠藥物尚未代謝完畢的餘威之強烈不適，他又回到了醫院。

昨日在醫院踅了一圈的觸發因子，自然也不可省略的，是我們與之會談安寧選擇的重要部分。

阿義伯的疾病期程階段接受安寧照護，毫無疑問。再往前翻閱他的腫瘤科就診紀錄，也有幾次提到他並不想再繼續做化療。意願上，應該也無甚大疑慮。

待他清醒一點，再做確認即可。

團隊的多方考量

但**安寧照護並非生產線，不是評估表上面的項目都確認了，就大筆一揮，讓病人領個藥包就回去**。

熟稔安寧照護，如我們的團隊，計畫已經飄到了很遠：

他有死亡焦慮嗎？他的自殺是一種博取關注，還是真的身心俱疲？家人可以成為他順利善終的助力？

如果他不喜歡住院，與大多數的病人一樣喜歡在家，安寧居家團隊會面臨哪些壓力？

如何讓安寧的心理靈性照護專業人員與精神科團隊，還有這個家庭好好一起討論與規劃？

對病人而言，所謂的「善與好」又是什麼？如果萬一最後的最後，他還是自殺成功了，我們要如何做團隊內部照護人員的關懷？有什麼保護的程序被漏掉嗎？

若是因為想要保護病人，而對於他面對死亡的歷程有所干擾或是破壞，又該如何從中取捨？

石破天驚的一段話

「我連開瓦斯自殺都失敗。我真的超級丟臉，超級沒有用。」住進病房之後，一直情緒非常平穩，與醫護人員相處融洽、個性直爽好談，且沒有再觀察到有任何自殺意念與企圖的阿義伯，在體力恢復得差不多，癌痛也被我控制得相當良好後，心理師和他約了一個靜謐的早晨會談，而他石破天驚地向心理師坦白了這句話。

身為專業人員，心裡的警鐘不可能沒有敲響：原來這不是他第一次企圖自殺！但是剝去身為專業人員認知的我們，卻又對於「連自殺都失敗」後頭所隱喻的人生挫折感而覺得心有戚戚。

不禁會想，如果自殺成功，是不是起碼能換來一些他的尊嚴感與控制感？

而開瓦斯失敗的故事是，阿義伯因為近半個月來病況快速惡化，疼痛與咳嗽幾乎鎮日侵擾。擔憂自己未來會更受苦，因此考慮是否先想辦法了結。

一開始，阿義伯先喝了五百毫升的威士忌，但發現不管是對疼痛，還是求死，都不管用。

於是，阿義伯決定要開瓦斯，但因為怕自己缺氧、太受苦，因此先吞了二十餘顆安眠藥助眠，結果竟然忘記起身去開瓦斯，身體就因為藥效陷入昏睡。

因為朋友聯繫不上，而打電話給阿義伯的孩子。孩子去一探究竟，阿義伯才因此被送醫。

在安寧病房，不需要靠安眠藥，就可以入睡

而阿義伯說這整件事情就像個笑話一樣，有夠失敗。但可能也是上天想告訴他命不該絕。以後他其實也不會想自殺了，**何況想不到進來安寧病房之後，阿義伯反而舒服很多，甚至不需要靠安眠藥就可以入睡**。

這樣的日子雖然稱不上好，但也好像沒有把自己了結掉的必要了。

阿義伯繼續娓娓訴說，他有過三段婚姻，都是離婚收場，孩子都是跟著他。他做東

南亞的貿易，也算是拉拔了孩子長大。

現在的疾病治療與住院、看護費用，也是用自己的積蓄負擔。跟之前的三個家庭雖非真正交惡，但其實彼此之間也沒有什麼篤實的情感，還是很擔心自己疾病的未來會把孩子拖累，所以也才動了看能不能快一點讓沒用的自己消失這樣的念頭。

阿義伯在當下，其實是沒有急性的情緒與再度自殺企圖的，但是因為長期罹病且家庭支持薄弱，也是事實，醫療團隊還是得注意他有中度自殺的風險。

決定冒一次被健保核刪的風險

也因為家庭支持的薄弱，同時阿義伯很樂於和安寧病房的大家在一起，我於是決定冒一次被健保核刪的大不韙，特地延長了他的出院準備時間。

只不過我心裡並沒有什麼太宏大的治療願景，畢竟**在人生坎坷的際遇前，我們都如此渺小**。我其實只願他的餘生能夠累積多一點的人世溫情。

想不到變得較為舒適與有力，同時感受到世上還是能有角落，願意把他當個有用的人看待，阿義伯對於疾病治療的想法也改變了。

因為腫瘤造成的惡病質體況，阿義伯開始對疾病是否能走得慢一點，產生了渴望，因此主動地向我提出了想要施打點滴，以延長餘生的盼望。

因為之前他的咳嗽正是來自於過多的治療輸液，導致的腫瘤分泌物過多，而不停倒流至喉嚨，產生嗆咳，而這也是他用咳嗽藥不會改善的原因。

我非常猶豫再度施予點滴，嗆咳可能會再度重演，那是他難以忍受的生活品質，因此，我們進行了幾天的討論。

衍生被害的譫妄現象

殊不知，在這樣的延宕中，可能讓阿義伯感受到了疾病的不可治性。阿義伯竟然衍生了具有被害妄想的譫妄現象。他認為醫院不安全，隔壁床的病友半夜會作法，試圖取走他的性命。

因為現實醫院環境的僵著性，讓我們難以去除所有會引發他譫妄的因素，而迫使我們不得不考慮讓他轉換場地靜養。或許回家接受安寧居家訪視的照顧，在此時不失為是個好選擇。

而這果然是個正確的念頭，當我們在阿義伯譫妄較不那麼厲害的時候，對他提議回家。

阿義伯表達住院半個月了，他的確很想家。治療的效益非常有限，他也能理解，或許最後的時光在家，是最好的。

阿義伯也親自詢問住院半個月來，把他照顧得妥妥貼貼的看護是否願意跟他回家。而意外順利的，是阿義伯與之關係疏離的家人。這些家人從來不會如同其他與病人關係交惡的家人般，得萬般拜託，才願意來醫院商談，或是對於病人要返家這件事極力抗拒，因為可能需要有所承擔。

阿義伯的家人對於要帶他回家一事，表示同意，也瞭解轉換環境的利弊，以及終究不可忽視如影隨形的自殺風險。

經歷了這樣的準備後，阿義伯彷彿吃了一顆定心丸，譫妄現象與被害妄想竟然又不藥而癒了。

然而，準備回家這件事也與安寧照會一樣，不是評估表勾一勾就可以的。後來因為看護改變了心意，阿義伯得要重新找尋可以回家的看護，而延宕了出院計畫。

但他時常坐在安寧病房被陽光灑落的長廊喝茶。一壺由保溫瓶盛裝的熱水，用金屬濾網撒入些許茶米，彷彿不受時間追趕的喝茶。

找回存在的尊嚴

精神科醫師也趁這段時間來與阿義伯會談。認為偶發的憂鬱的確是導致他自殺的主因，但與我們看法一致，阿義伯無需任何藥物，他更需要的是找回存在的尊嚴。

阿義伯把喝茶喝成了儀式，也**在茶的氤氳中，我們和他走了一回他的舌尖美食記憶**。

原來，阿義伯在東南亞期間除了進出口貿易，最驕傲的，還是開了好幾家能留住回頭客的台灣餐館。

食物肯定是他非常美好的記憶吧，因此在最一初始等待過量的安眠藥效退去，以及疼痛舒緩的照護過程中，我們才因此意外地發現他對於食物的執著。

幾乎是才好一點就充滿進食欲望，同時體現樂趣，著實也與憂鬱而提不起生活動機的病人大不相同。

又過了半個月，找到願意跟回家的看護這件事，還是無果。

阿義伯主動向兒子交代起後事。阿義伯說無法出院，也不要緊。死後，幫他樹葬吧！

時值新冠肺炎來襲，本來就已經肺部多處轉移的阿義伯不敵病毒，呼吸功能繳械後，兩天後過世。

而直到最後一刻，安寧病房的靈性關懷師曙師父，對著無法再有力氣言說的他說佛法，阿義伯聽得相當靜心。

阿義伯在最後略微譫妄期間，對著空中呢喃、吐出「對不起」。

也許並無須再投遞給任何家屬，而是在神識與外界失去連結、色身經歷四大消解的他，最後淨化自己的吐納。

宛婷醫師的暖心錦囊

「久病厭世」這句話是真的嗎？如果已經離死亡非常靠近的病人想要自殺，我們應該如何面對與處理呢？

- 「久病厭世」這句話應該是錯的。**根據實證數據，癌症病人在剛被診斷的前兩年自殺風險最高**。第一年的標準化死亡比相較於一般人，可能高達三至五倍。分析其原因，可能與情緒上無法調適或經濟壓力有關。

  相較於久病，或是得知罹患重大傷病，因為長年的疾病造成的身體失能，連帶影響日常生活或是尊嚴與意義感，這樣的情形，更容易讓人失去生存的欲望與意志。

  而自殺原因與生理及心理因素，無法完全分開。誘發自殺意念的心理因素，常常與憂鬱密切相關。因此，並非得知死之將至，讓人喪志。**實際的統計數據與分析告訴我們，長期未有效控制的疼痛，未能有復健或是賦能介入的失去價值感，才更讓人喪**

志。

• **接納臨終病人訴說對於死亡（等同於是解脫）的渴望，是自然而健康的**，有助於他們尋得有力的倚靠與理解，並找到存在的意義與目的。能夠在他人面前坦然地抒發情感與想法，更有助於陪伴者清楚瞭解病人所受的真實的苦，並給予相對應的解方、照護與同在感。

不必擔心無法應對尷尬的場面，只要願意坐下聆聽，並且感謝對方的信任而願意和盤托出這些想法，不給予貿然，或是狹隘價值觀的評價，就必能使對方感受到支持，同時對方也會有餘裕，省思自己這般想法的原因。

楊桃先生

那一刻，我忽然知道，
上天揀選我成為爺爺的醫師的原因了。

「你就像是賴和小說在寫的〈蛇先生〉一樣，你是『楊桃先生』啊！」國內數一數二、研究賴和文學極受敬重的學者，在我開設的獨立書店，邀請改編賴和文學，成為音樂專輯《自由花》的鬥鬧熱走唱隊樂團演唱活動上，為現場聽眾說書，並且對我說了這一番話。

賴和在一九三〇年，寫了這篇被認為是批判民間醫療的小說。這篇廣受討論的小說裡，除了充滿賴和作品的終極關懷：對被欺侮、被壓迫同胞們的憐憫與同情，以及對菁英分子與統治當局的不滿，也批判了民間醫療對各種傳聞祕方的盡信與推崇。有趣的是，當天在書店裡的對話，卻是這些評論少有提及的：安慰劑的效應，以及醫療照護傾聽與陪伴受苦的重要。

蛇先生是誠實的，從來都不是一位喧嚷的江湖術士。他因無照行醫，靠著草藥，治好了西醫未能完全治癒的蛇傷，卻也得罪了西醫，以致觸犯法律。

被告發後，還受到一番拷打儆誡，然而，他依然堅稱並無所謂的祕方。小說裡有一段很是傳神：

店仔內誰患著病？蛇先生問。

不是要來看病，西醫坐到椅上去說，我是專工來拜訪你，湊巧在此相遇。

豈敢豈敢，蛇先生很意外地有些慌張說，有什麼貴事？

不是什麼要緊事，聽講你有祕方的蛇藥，可以傳授給我嗎？對這事你可有什麼要求？

哈哈！蛇先生笑了，祕方！我千嘴萬舌，世人總不相信，有什麼祕方？

在此有些不便商量，到你府上去怎樣。西醫說。

無要緊，這也不是什麼大事件。你是高明的人，我也老了，講話你的確相信。蛇先生說。

是！蛇先生本不是和「王樂仔」（走江湖的）一樣，是實在人。蹲在一邊的車夫插嘴說。

蛇先生雖不想說破那江湖一點訣，卻已極盡誠實地說並無祕方，可惜從來無人相信。

他雖利用了百次蛇咬，僅十分之一有毒，因此用無甚療效的草藥治療，百人總有九十人會好的機率，鑽其商機，卻並無以祕方害人或刻意宣揚，圖取暴利，甚至他還願意陪伴每一位遭受蛇咬而擔驚受怕之人，給予安心。**手頭的祕方是表面上的安慰劑，實則在醫病的一來一往間，他更提供了無法價量的撫慰。**

即便到了現代，處方的技術只要學習了，便每位醫師皆得。然而，在乎病人在傷病中的慌亂無依，因為耗心神、費時間，成了病人最難以獲得的照料，因此逛遍醫師、耗盡家產、終日惶惶，而無法遵醫囑的變樣醫療生態，便時常被詬病。

書店老屋的靈性

而楊桃的故事是這樣的：接手欲開設書店之老屋初始，庭園植栽凌亂，而我心儀苦楝樹，甚想植栽一株，然整理庭園的時節，無適合移株。

園藝師傅建議我先保留庭院中原有的楊桃樹，因已生長三十餘年，枝繁葉茂，也甚是好看。待來年春日，再砍除它，改為栽種苦楝樹。

殊不知，此間承載推動「活好，過好」之生死識能的書店老屋，默默地也有了它的靈性。

楊桃結果豐碩，即便在冬日，都認真結果。雖數量無法與夏日並提，但實是市區罕見。

楊桃花小巧，卻清香紅豔，繽紛落地時，讓人憐愛，直讓人想起明代鍾芳所寫的〈楊桃花〉。〈楊桃花〉描寫楊桃花開時，細小的花枝看似纏繞在長滿碧綠色葉片的枝幹上，當風吹過時，才會顯現出胭脂般鮮紅的色彩：

花發纏交碧玉枝，疏風時復露胭脂；
莫緣幽僻輕顏色，穠綠深藏亦一奇。

楊桃的花小，只有走近，才能親眼感受到它的鮮豔。無論是努力地結果，還是不招搖爭豔，卻吸引人的小花，都讓人感受到它想要留在原地的生命吶喊。

原定的移株時節已至時，尚在尋找欲更換的新樹，楊桃樹卻讓我成了楊桃先生（此處的先生與〈蛇先生〉意思同，指醫師），並因此讓我徹底打消了砍除它的念頭。

爺爺很想吃楊桃，但買不到

那時是春初，我在安寧居家服務中，照顧一位即將呼吸衰竭的爺爺。前段治療的醫師非常晚才將爺爺轉介給安寧照顧，因此我們碰面時已知，約莫只剩三、四天，可以盡可能讓爺爺臨終舒適。也因此，格外地花了較長的時間，與家人聊天，拼湊家人之間的關係、心願，以及照護上需要釋疑的困難，並且試圖趨緩家人需要極快面對爺爺離世的衝擊。

在陪全家人聊天時，意外得知爺爺很想吃楊桃，但遍尋市區，還不到結果時節，都買不到。

那刻，我忽然知道，上天揀選我成為他的醫師的原因是什麼了。不因為我的醫術與多年在安寧照顧的經驗，而是因為我恰好為了開一家書店，尋得了一處老屋，門口有一棵楊桃樹，連在冬日都很會結果的楊桃樹。

爺爺連續三天，開心地吃著楊桃

雖然沒有寫下楊桃醫囑，我在向家屬說明臨終的病人如何放心、安全地飲食後，請店裡員工預備了楊桃、楊桃蜜餞與楊桃汁，讓家人去取。

後來安寧居家護理師告訴我，爺爺連續三天很開心地吃著楊桃，還嚷吃不夠。

數日後，爺爺如我們初見面時所預估的時間，便安詳溘然長逝了。

家人雖然悲傷，但很是感謝。

他們陪伴摯愛父親的最後幾日，不必擔憂極度不適的呼吸喘，可以安心地使用經過我們解釋與開立的嗎啡，以及護理師教導的合宜照護技巧，同時亦**沒有因為無謂的焦慮，而過度限制父親的飲食，讓他能在自己當下最思念的食物上得到了滿足**。

這就是我為什麼獲致了楊桃先生的稱號。倘若我們就像〈蛇先生〉故事裡的西醫，只是依法行醫，亦不關注發生在病人以及其周身的現象與生活全貌，那麼再好、再合規的藥方與治療，也無處著力。

甚至連一點充滿人味的關懷都沒能付出。那十分之一遭受毒蛇吻咬的病人之命，非但留不住，那十分之九雖不會致命，但承受極大恐懼與疼痛的病人，卻也只能領得一張冰冷與不帶感情的藥箋。雖終究無礙，卻也無法蒙生被照顧的安全感。

醫病之間的隔閡，在一門講究人與人的互動之專業上，盡顯諷喻。

我於是想起其實西醫教育中，也有這樣的箴言：

To Cure Sometimes, To Relieve Often, To Comfort Always.

若在精湛的醫術之外，能看見醫學的極限，並**願意以人的本質陪伴與膚慰，那不只是名醫，更是明醫，亦是求治者之甚幸**。

楊桃樹用它三十餘年的生命，以及無聲的引領，讓我再次看見自己的卑渺，卻也欣喜、領受與臣服宏大宇宙的處處智慧。

宛婷醫師的暖心錦囊

安寧照顧與公共衛生健康有什麼關係？什麼是悲憫社區（compassionate community）呢？為什麼它對於一個社會的死亡與生命識能建構，如此重要？

・致力於推展「關懷城市」理念的英國布拉德福德大學健康研究學院教授 Allan Kellehear 指出，關懷城市是指整個社區（相互連結的聚落或聚點形成的網絡）以系統、整體方式，促進人們的健康和福祉。

且生命歷程本來就是連續的，因此生命終了應被視為健康的一部分。關注健康，同時關懷死亡，即是落實「關懷城市」的責任。

提供公民一個具有人道關懷，並且能夠在傷慟中互相支持的環境，就是悲憫社區的理念實踐，也是公共衛生健康的義務。

公共衛生健康應滿足老年人、生命有威脅感，或活在失落狀態的人們的需要。地方政府應將悲傷輔導和緩和治療服務，納入政策規劃，提供居民更多不同的支持、體驗、互動和對話，同時提高安寧緩和照護服務的可近性。

・悲憫社區的理念，倡議人人參與社區並推廣慈悲概念，應用聚會、媒體或是活動體驗，開啟與分享末期生命對話，提升終極關懷，發展社區連帶與支持的量能，涵納死亡、破碎與傷痛，提供各式各樣的資源與連結。視生死為整體，不因隱諱，而將這群人推入孤獨與無助。

同時運用社區資產發展理論，吸引社區內的公衛、保健、志工等組織、社群的參與，使得公民能提前進行對生命、健康與死亡的關注，以為自己安排更好的生命經歷與決策。

海的男人

藥物的調整非常容易，
但我們都知道那不是答案。

達悟作家夏曼・藍波安的書寫，將漁獵活動描寫得十分精采、生動。井然有序的將魚族生態，做了鉅細靡遺的描寫。展現的不只是這位獲得國家文藝獎殊榮的作家之書寫功力，更是作為魚族生態最末端的飛魚捕獵者的一種體悟。

「我的身體就是海洋文學。」

人類屬於自然生態的一環。達悟族悠久的存在，就是依賴著海神的大禮——飛魚及其他魚族。魚族的生死存亡就是達悟族文化的生死存亡，因此達悟族傳統的漁獵方式，展現的是生存的道理。

學者陳敬介在分析夏曼・藍波安的文學之研究中述及：「曾在德國一場文學交流會上，一位文學教授問夏曼：『你的海洋文學和海明威有什麼不同？』請他在三分鐘內回答。夏曼說：『三十秒就夠了。我的身體就是海洋文學。』」

達悟族人與海洋共生

身體有著海洋基因的達悟族人，在腦海的理智與身體的回饋裡，沒有海明威那種與大海對抗的取徑，正因為達悟族人與海洋共生的關係是如此純粹，也因此任何一位遊客都可以聽到在地的島民，或是民宿的主人笑稱說：「大海就是我們的冰箱！」我能證明所言非假，就在某次醫療服務結束，即將離島之際，我收到一隻活蹦蹦的龍蝦，作為謝禮。而龍蝦是當天早上才從海裡捕撈上來的。

當然，也曾經坐在民宿屋簷下，正喝著各種數也數不清的厲害魚種烹成的鮮魚湯。其中一種還是豔麗的鸚哥魚。主人家叫下路過的朋友，就從他手上獲得了一隻紫黑身的新鮮章魚，成了當日意外的佐酒佳餚。

只要待上幾日，我們就會開始瞭解達悟文化，尤其是在海洋以及神靈的部分。

這是我跟隨任職醫院內自發組成的社團——醫療服務社，前往蘭嶼，進行醫療服務的第八個年頭。

我在島上的任務以居家照護衍生的工作為主，包含病人訪視、服務系統盤點、授課等等。

那天，雅布書卡嫩居家護理所的張淑蘭所長告訴我，我們要去探訪謝加水長老。

長老已罹肺癌末期，現在接受安寧照顧，然而近日互動、反應不佳。

淑蘭擔憂長老有癌痛問題未解，或是藥物的交互作用影響，抑或那可能是臨終譫妄。

手工雕刻的拼板舟

許是本島的醫師到訪之故，長老與太太的神情都很開心。

淑蘭護理師一進門，太太就向她絮絮叨叨近日長老不太吃飯、走來走去，難以照顧，很是擔憂。而我與照服員、牧師則一起趨向長老，由牧師與照服員先向長老介紹我，然後我才開始向長老問診。

事實上，在問診開始之前，我就深受長老身處的客廳處一艘手工雕刻的拼板舟吸引。那艘拼板舟略比下水的拼板舟小，但比例看起來是一樣的。最吸引人的是紋飾透過雕刻，因此呈現蒼勁的立體感，而非現代以噴漆或彩繪製成。

小船的首尾兩端，上面插著精雕的插件裝飾，還綴上羽毛，也是現代的拼板舟會省略的。

再往小船旁邊的牆面一看，盡是滿滿長老的報導，而再轉身，長老的長椅上方，擺了一排簡直你覺得下一刻就要動起來的小型雕刻：有穿著丁字褲的撒網男人、飛魚以及山羊。

問診開始前，我忍不住表達心中對於他的業餘藝術品的深刻喜愛。

得知長老亦是一位素人雕刻家，許多人都與我有同樣的觸動，因此收藏有他的作品。

但因年邁與罹病之故，他已無法再進行雕刻，是以家中目前所有的作品都是要傳家的，不贈與人，亦不販售。

我雖覺得可惜，但想我一介島之外人，能藉行醫之由，盡享人之島風光，受到族人熱情款待，又能親自走進長老的家，感受這些藝術品帶來的美好，實在已是幸運，便收斂心情，與長老坐下來，相談最近的時日，尤其是不再回本島治療之後。

長老想做的三件事

淑蘭護理師初步評估的譫妄與癌痛確實存在，但並不影響長老的專注力、與人對話的內容，以及日常簡單的自理。

藥物的調整非常容易，但我們都知道那不是答案。

這些醫療診斷都掩蓋不住長老眼底的憂鬱，這才是讓長老與太太對話越來越少的原因，也是此行我們希冀能夠往前邁出的困境。

我問他：「身體既然沒有很不舒服，那都想些什麼呢？有想做的事嗎？會想念雕刻的時光嗎？」

他說：「當然有想做的事，有三件！」

沒有料到答案來得如此肯定而明確，自然追問下去。

他說：「**第一，想吃飯、想吃魚。第二，想吃甜的水果。第三，想念海。**」

思念日常

想吃魚，是補充想吃飯這件事。達悟人多清瘦或健壯，日常簡樸，因此長老並非因病中食欲降低而焦慮。

蘭嶼族人以自己捕獲的魚、岸邊可集的海味以及水芋為主食，且因為惡靈文化以及地屬醫療偏鄉之故，老邁或是病末之時，並不會特別以人工營養品做補充，而是順應身體自然凋零，與漢人桌上擺上一尾蒸燴的大魚，或是輪切的名貴之魚，代表豐饒或盛事不同。蘭嶼人食魚為日常。

長老的語境裡，是思念日常。

要吃本島的水果，則要去超市購買。

雖然太太依然身手矯健，操持家務，但長老並不好意思跟太太說出心底微偏奢侈的渴望。

因為知道太太擔憂他的病情，默默哀傷於他的即將離去，而他無法再下海，再掙得一家食糧，已是難受，更遑論要吃到超市的本島水果了。

想念海，讓人不意外，卻也意外。

不意外是在海洋民族的口中聽到思念海。意外的是，但凡還有一絲氣力，蘭嶼人總會讓自己親近海的。

長老也尚不致臥床，怎麼思念海起來了？

長老笑得好甜好甜

細問之下，才知道太太因為兩周前，長老騎摩托車時因為虛弱自摔。她便下令，長老不能再騎車出門了。

困於一方鐵皮屋中的長老，望海而不可得。

失去了達悟男人的驕傲，實是憂鬱至極。

我想了想，向太太喊話：「嘎米蘭（達悟語對女性長輩的尊稱），今天淑蘭為了要載我們來看馬蘭（達悟語對男性長輩的尊稱）有開車，開車就安全了。你可以把馬蘭借我們帶出去海邊走走嗎？」

嘎米蘭笑彎了腰，再加上對淑蘭的萬般信任，立刻說：「好啊，那有什麼問題！省得他整天吵我。」

我們轉頭問長老：「今天護理所的人有開車。我們去繞一繞，看看海，好嗎？」長老笑了，好甜好甜。比他愛吃的水果還甜。

淑蘭驅車，帶著他，我們先去了超市，好多人與他打招呼。他是部落裡的耆老，也是教會裡的長老，更是擁有一手絕活的雕刻家，整個蘭嶼幾乎沒有人不認識他。

不能出門的日子，少了這些人情熱呼，精神上的空缺落差，想必是難以適應。

長老決定的，就沒錯！

在超市裡問他：「幫太太買什麼回去呢？買些甜甜的水果嗎？」

他腳步輕快地，兀自走到飲料冰櫃前，拉開玻璃門，便取出一瓶保力達B！

我們都笑了。

淑蘭繼續幫忙挑一些水果，想要送給辛苦的嘎米蘭。順口問提著保力達B很開心的長老，要帶什麼回去送太太呢？他說：「也是保力達B！」

我們半信半疑。不過，長老決定的，就沒錯！

長老的體力確實無法下到海邊了。

我們繞了半圈蘭嶼，讓他能以最近的距離，再次於心神中越過第五道浪，重新看見自己身為海洋民族生猛強勁的生命力。那是不會被打敗的。

長老和太太的唯一所盼

回家時，嘎米蘭已經倚在門口，望眼欲穿。

後來聽《蘭嶼郵差》的作者偉駿說，長老還在本島的醫院治療癌症的時候，太太便是常常這樣倚在門口等待著。

看到長老拎著保力達B下車，直接就把保力達B交給了太太。從她臉上所綻出的笑容看來，長老剛剛在超市所言不假。夫妻能一起再共飲保力達B，並且再次的無話不談生活中的日常，就是他們唯一所盼了。

全世界僅存唯一的飛魚雕刻

離開長老家前，他轉身從座位上方的木板上，拿下了一隻木刻飛魚，放在我手上。身邊的居護所同仁直呼，這應該是長老全世界僅存唯一的飛魚雕刻了。

我既驚又喜，連聲感謝，也不足以顯示我的興奮與感動。

怎麼此行，收穫最豐的，還是我呢？

因為手上捧著木刻小飛魚，我順勢和長老說出我從一進他家門，是如何目不轉睛地看那艘拼板舟。倘使有朝一日，小船需要有個人能夠照料，那麼我很願意買下它，擺放在我即將於本島台南開幕的獨立書店中，讓有緣的人可以親近他的手藝，也能把他的故事繼續說下去。

長老很開心我那麼喜歡他的小船。但他與太太都表示，若他走了之後，這艘拼板舟是要留著作念想的。自是收藏在家，由太太與女兒繼承。

我說，那是自然。沒有人比妻女更適合擁有他一刀刀鑿出的藝品了，**那是傳承**。

離開長老家，時值午餐之際，我們與居護所的朋友們，落腳長老家附近的餐飲店，填飽肚腹。

淑蘭護理師說，其實長老並非毫無動念，將拼板舟賣予有緣人，畢竟維護拼板舟倒要花金錢與心力。他也心疼簡樸的太太，還需在他身後操此心。

我向淑蘭表明，因為與長老素昧平生，知道自己肯定不是長老心中首選，然而若哪日因緣俱足，還望淑蘭牽線，能讓我收藏此拼板舟。我定不負長老交託，絕對好好維護它。

月餘，淑蘭來訊，說長老在家安然善終。大限到來之前，自己知曉，將聖袍吊掛在床邊，等離世之後，由親友換上，榮歸天家。

訊息裡有長老安詳的容顏，我也看見了莊嚴的聖袍。

拼板舟承載長老的精神

而最後一則訊息，是淑蘭告訴我，長老在離開前幾日，決定將拼板舟賣予我。他實在不忍妻女要負擔定期的維護費用與心力，而他願意相信，我會好好照料著他的作品。

我默默向已息了地上勞苦的他致上感恩。謝謝他信任我，謝謝他願意讓予如此美好的工藝品，謝謝他相信我們所有的人，能平安、順利地讓這艘拼板舟離開蘭嶼島上，並從東海岸跋涉到西海岸的城市。

長老離世時已是秋末，蘭嶼的船班因浪時而停駛。淑蘭護理師自告奮勇，先為我們聯繫島上手藝精湛的木工，為拼板舟做整修，還做了一個扎實的木框架，將床安放其中，並趁著她要來本島處理事情時，護送拼板舟來到台東富岡。渡輪順利開航時，她才能通知我們拼板舟確定已啟程。

所幸我是台東媳婦，倚靠在台東的家人出心出力，先幫我們把船接到市區工作地點的倉庫，而我們連夜開著小貨車，前往台東，將拼板舟接到了台南。

直到曙光乍現，我們精疲力盡地將小船平安地置於書店的庭院中，立即傳訊息給淑蘭，請她轉給長老的妻女。

大家都很欣慰，也都知道，拼板舟會好好的，承載長老曾有的身影與精神。

常有許多人問我，靈性照護是什麼。

每個人都有靈性，每個靈性生命也都有其自己認同或堅守的意義所在之處。失去了它，便產生了存在焦慮。

長老當初的低沉無光，便是失去了身為海洋民族的精神寓託，而那日的重歸，是一靈性處方，安頓那因為騎車摔跤後，無從做一道別與整理的靈性。

太太也明白並非病情或不適，導致先生沉默，並能再度於先生離世之前，重新看向相同的盼望，而不是被焦慮給填充。**那是甚美的一段歸途，縱然哀傷，但是心安。**

那些願望如此簡單，卻又如此浩瀚。海的男人，生死與海共，那是意義，那是靈性，那是生命。

這是長老最應該要被記住的樣子。如同夏曼・藍波安所說：「沒有海洋基因的人，再怎麼認真去學習潛水，背著氧氣瓶，看全世界的美麗，還是無法像海洋民族一樣感受到——海，支配我們的情緒有多深。」

我何其有幸，能在人之島此行，悉數明白。

宛婷醫師的暖心錦囊

靈性關懷是什麼？這是每個人都會需要的嗎？

- 末期與臨終病人的靈性議題，常見有以下七大類：自我尊嚴感喪失、自我放棄、不捨、死亡恐懼、心願未了、對正法認識不正確，以及其他經由轉介宗教師安撫、陪伴的議題。

靈性關懷與照顧，首重協助病人接受死亡，解決造成生死困頓的靈性問題，並從生命的肯定、心願的完成、法門的學習等。讓病人瞭解及感應在受苦的身心外，靈性的存在，並在有限的生存期中，追求心智成長。

- **靈性（spirituality）指的是「個人在各種相處關係中，達到平衡的最佳狀態」**，以台灣安寧療護之母趙可式博士曾提出，這是「天人物我合一」之狀態。靈性與在人生中尋求意義、目標和人生方向，是密切相關的，因此與每個人都有關係，尤其是在面對生活上的困難或重大事件時。

輯三

安寧照護所教會我們的

縱火犯

曾經信誓旦旦的我們，
真能無私心地去診療一位殺人犯？

我常想起他，那個縱火的病人。

想著是怎樣的疼痛與孤獨，讓他成為了一名縱火犯。但我當時其實無法懂他，而且嚴格說來，他也不是我的病人，然而，我們還是碰面了。

我與他只有一面之緣。那是固定的每周一上午，我會開半個小時的車，經過好幾間招牌上寫著「會面菜」的小吃店，向車道柵門旁輪班的警衛，出示我的醫師證，然後彎入一條長長的路，到達看守所的停車場。

停好車後，著上醫師袍，閃過幾隻看起來很凶猛，但其實根本對經過的人毫無意願理會的野狗，向大門內的警衛室報到，然後在警衛室的等候室，等待衛生科的人，來帶我進去看守所裡面。

等候室的牆內，有一幅占滿整片牆的〈禮運大同篇〉，一支打開開關會唧唧叫的電風扇。偶爾，也會有要來與收容人會面的家屬，靜靜地坐在我對面的位置。

有時是我，有時是他們。翻著桌上散落的當日報紙，但其實心思並不知道在哪裡。

學長們的好心叮囑

衛生科的人來帶我，很客氣地與我打招呼。

又再經過一道門，這次要繳出我的手機，而即使大家都知道我這個時段在看守所執勤看診，每次領回手機的時候，上頭還是會有好多通的來電與簡訊。提醒我，醫師就是一個二十四小時，把病人編織在生活中的職業。

要開始在看守所執勤看診的日子開始之前，學長們好心地叮囑我，千萬不要穿裙裝，要穿褲裝。記得，上衣領口越高、越密越好。

首先會經過室外活動場，還有女監。女監人數較少，只有幾次真的有人需要看診。

我結束在看守所內部的看診後，會再到女監一間小小的辦公室看診，爾後才結束當天的執勤。

然後會經過長長的走道，路上會跟很多工作中的收容人碰面。他們都會與衛生科的人打招呼，也會跟我很大聲地說「醫師好」！有人拿著清洗的工具，有人推著書。又經過好幾道門，衛生科的人一道道的用鑰匙打開，最後走到中央的控台區，周遭全部都是監視器螢幕。

控台區是環形的，在那一個大房間的正中央，繞過櫃檯，我們會一起拾階上樓。看診區在二樓，一開始在這兒的看診區，我不會經過羈押收容人的牢房，後來改在一個設備和環境較獨立的空間看診，就會經過一排收容人的牢房。很小很小的牢房，只有床與便桶。大部分的收容人其實不會看著我們走過去，但我們還是都走得很快。

把走道塞得滿滿的患者

進入看診的空間之前，外頭有很多蹲坐著等待看診的收容人。

我去的時候，總是把走道塞得滿滿的。

後來聽說是因為我比較願意看各種疾病的病人，也願意多問他們幾句症狀，即使要寫外醫單（必須寫明為何收容人需要離開看守所就醫的小單子，或希望醫院釐清的病症或是安排的檢查，再蓋上我的醫師印章），也比較不會表現不耐。

但是衛生科會幫我限號。

我很多次聽到戒護科的人，在喝斥收容人轉掛更適合科別醫師的門診，或是下次再看。

看了幾個月後，我竟然還出現了固定回診的病人。

不過，在看守所的病人，都比在醫院裡的對我客氣。

我想他們在那數雙眼睛的盯梢下，的確是也不敢輕舉妄動。

還有一次，我看診結束後，又穿過了一片空地，進入另一道重重的大門，那是重刑犯區。

有幾名重刑犯病得症狀顯明，還是需要醫師看看。

畢竟這是一群看守所最不希望需要帶出去就醫的對象，而他們不能離開牢房區，所以便是駐診醫師移駕關押他們的地方。

每天出現在新聞上的重刑犯

他的名字那段時間每天出現在新聞上。我看到候診名單上的名字，再看到他身上的手術傷口，立刻就知道是正在被羈押的他了。

我沒有任何時間準備好要面對他的表情和心情，他已經倏地坐在我面前。

「肚子痛。」他的頭髮很蒼白，身形相當消瘦，就是癌症末期那種惡病質的樣子，一般人說的皮包骨。

他的臉部表情非常淡漠，就算說著肚子痛，好像那也是發生在別人身上的症狀。旁邊陪診的衛生科人員，說他最近有點拉肚子，還有點不耐。說他老喊肚子痛，但也看不出有什麼大問題。

我問他：「吃得下嗎？有沒有吐？」

他說：「沒有。就是肚子痛。」

我沒有想到，他可能是癌痛。因為他的臉部表情很平淡，壓他的肚子檢查時，他也沒有退縮的痛苦神情，或是腹部因為疼痛而僵硬的表現，腸子蠕動也不像腸胃炎那般的快，但我還是開了一些簡單的止痛藥和腸胃炎的處方箋給他。

他道了聲謝，就站起來了。

一種哀傷的慶幸

直到很後來，我成為了一位安寧照顧的醫師，想起他的時候，有一種很哀傷的慶幸。

幸好，那時候我幾乎沒有照顧過什麼末期病人。因為如果讓我臆想到他是癌痛，而我卻在法規和資源的限制下，無法處方任何嗎啡類藥物給他，我肯定會非常非常難受。

當時的我並不如現在有經驗，但也幸好是這樣，我自己少受了一些心緒上的折磨。

看診時間應該沒有超過五分鐘，他已經步出診間，而我卻有滿腦子的問題想要問他。

「你一個人嗎？」「你痛嗎？」「有人告訴你，癌末是什麼境況嗎？」「你有什麼遺願嗎？」「你縱火的時候，有想要俱焚嗎？」「死亡對你到底是什麼？」「你知道你拉了多少人陪葬嗎？」「其實死亡很快就來找你了，何苦最後要在牢房蹲過呢？」「我還能給你一些什麼嗎？」

我的每個毛孔，都可以感覺到他巨大的孤寂

如果調查證據確鑿，他就是個殺人犯，我應該要厭惡他、恐懼他。但**他在那個當下，只是我的病人，是個生著重病，即將死去的病人**。

我只看到他的苦痛，而且就在那短短的五分鐘內，我的每個毛孔都可以感覺到他巨大的孤寂，成為一片冰冷堅硬的淡漠。

心都死了，身體也早被醫師宣判死刑了，再多一個法律上的死刑，我不知道對於連心可能都死了的他，還有沒有任何差別？

我沒有辦法厭惡他、恐懼他

我發現我沒有辦法厭惡他與恐懼他，但我卻對於我診療他的行為感到困惑。醫師誓詞說：「我將不容許有任何宗教、國籍、種族、政見或地位的考慮，介於我的職責和病人間。我將要盡可能地維護人的生命，自從受胎時起；即使在威脅之下，我將不運用我的醫學知識去違反人道。」

然而，曾經信誓旦旦的我們，真能無私心地去診療一名殺人犯？這社會老是討論著為什麼有律師願意為殺人犯辯護，似乎倒是沒有人在討論醫師是不是會平等地對待殺人犯和良民？

倒是有時候在醫院裡，需要長時間的維持和受刑人，尤其是重刑犯的醫病關係時，可以看到很多醫師為此透露的嫌惡和質疑。

我對他有平等嗎？我對他有任何不適當的眼光嗎？我該對他盡善嗎？我醫治了一個殺害了十多名無辜者的人，我這樣做，符合公義嗎？

這樁犯罪事件，其實有機會被預防

幾年之後的我，不再問自己這些問題了。但我開始懂了他的處境，甚至可以有一點觸及，他為什麼會去縱火的心情。

這樁犯罪事件，其實有機會被預防的。如果他有受到良好的末期生命照顧。思及此，我為了我們那自稱傲視國際的醫療水準感到汗顏。

無望感，從無望走向無差別的毀滅，不只發生在隨機殺人案的加害者身上，如今也**發生在他身上，這個病末的老人**。

只是大部分厭生的人，殺的是自己，而不是別人，所以久病厭世自殺的案件多，殺人的少。而自殺，恰恰又是個不會被法律追訴的作為。

但即使有人辨識出了無望感這個殺機的前身，我們又為此編織出安全網嗎？就算有好了，肯定這網漏洞百出，而他就是沒被攔住，一路墜落，直到地獄。

他選擇以惡還擊

生活、社會，以及疾病的諸般種種，在他身上做盡了惡，而離惡這麼近的他，選擇了以惡還擊。

他的傷痛與孤獨多了許多冤魂相陪，而法律懲治了一個什麼都不會變好的將死之人，這可真是一場加乘再加乘的失敗。

想到讓一個人不再孤獨，竟然可以少掉社會一樁犯罪，可以救一個當事人，還有許多未來的受害者，這念頭讓我倍感沉重。

我可從來沒想過，醫療照護應該背負這麼多，甚至有這麼大的力量。

他死了，不是因為求處死刑而後執法，因為連判決都尚未定讞，而是病故。在獄中吐血後昏迷，送醫後，經歷了急救，爾後死亡。

而根據該看守所的收容人死亡處理要點，收容人死亡後，必須接受檢察官的相驗。新聞上報導，檢察官決定擇日解剖，確認死因。

如果有人曾經發現他那麼害怕、那麼絕望……

這些字眼，對我來說，還是很震撼。

我還是寧願相信，他曾經有機會「善終」的。

如果有人曾經發現他那麼害怕、那麼絕望，但到最後，絕望化身為奪去他所有尊嚴的厲鬼，死也死得不安寧。

原本有一種結局是安然溘逝，醫師開出死亡證明書，如今的結局簡直是個最諷刺的對比。

那已然殘敗的身軀，卻還要經歷急救壓胸、遭解剖刀周身切開，帶著罪責入土。

當然或許對他來說，病故牢獄中或是安養院的病床上，或是死後還要遭遇什麼樣的折騰，可能真的毫無差別，更或許從頭到尾，都沒有人可以真正地挽救他，或讓他稍減一點孤寂感。

但**如果他能夠知道在那山窮水盡之時，自己還能有所選擇**。

也許那十多條被無辜牽連的生命，就不會葬身火窟了。

我們與罪，僅一線之隔

在縱火之前，他在拉肚子。這是腫瘤持續折磨他的其中一個症狀，所以他拿了衛生紙點火。

法院表示，他只說過一次自己後悔。因為陪葬的那些住民和他無冤無仇，這僅是「欲脫罪之詞」，不足採信其悔意，而求處死刑，是因為他「僅因為情緒不佳，就放火殺人、泯滅人性」。

「僅因情緒不佳」，多麼輕飄飄的一句陳述。

但我們可曾理解過，**孤身一人的對抗啃噬著身軀每一處的巨大疼痛，以及不確定死神的鐮刀何時會劈下的驚懼感，有幾人能與此惡相抗？**

又有誰能夠去評斷，受盡苦楚而沒有受到應有幫助的病人犯了罪，是唯一該受唾棄之人？

我認為**他幫助了我**，他無意讓自己的悲慘世界變得可歌可泣，但我因為執勤之故，誤闖禁地，卻因此被他沉重的生命敲醒。

原來，我們與罪，僅一線之隔。

宛婷醫師的暖心錦囊

社會與家庭型態逐漸走向多元化，也越形複雜，而生老病死又為生命必然。對於特殊族群（如精神疾病、受刑人、無家者、多元性別認同LGBTQ+）的善終議題，將如何面對？安寧緩和照護又將如何面對這些需求？

・安寧緩和照護的普世價值，是讓人們在面對疾病重大威脅，或是生命有限的狀態下，生理、心理、社會家庭與靈性整體，可以受到處遇與高品質且具尊嚴的照顧，這是每個生而為人者與生俱來的權利。

特殊族群的健康人權議題多元交織、錯綜複雜，精神疾病、受刑人、無家者、多元性別認同族群，也同樣面對高齡化的議題。他們**的生命經歷、醫療需求、靈性關懷常被邊緣化**。

但近十餘年來，國內外的安寧緩和照護學術團體、民間團體、醫療機構與長照社福體系、社區、矯正機關等，均逐漸投入、關注這些群體，盡可能提供相應的資源，也逐漸導入正確的教育與培訓。

有這些需求的家庭或專業人員，都可與提供安寧緩和照護資源較為齊備的醫療機構團隊聯繫與討論，共創更好的整體社會善終照顧，以完善先進福利國家之人道關懷，並減少不必要的稅賦支出、社會保險、社會福利，以及司法資源的消耗。

- **安寧緩和照護的觀念與資源，目前在台灣逐漸普及。大多數在社區裡均可找到提供服務的團隊。**極少數在病程的某一小段時間，才會需要住院照護（安寧病房），而全民健康保險也涵蓋癌症、運動神經元疾病、腦心肝肺腎等非癌症、老年衰弱、末期骨髓增生不良症候群等疾病末期。

若有任何關於安寧照護相關的問題，可以在衛生福利部網站，查得就近有提供安寧服務的醫療機構，向照護團隊諮詢，亦可向「台灣安寧照顧基金會」諮詢。

局裡的清明，局外的混沌

如果我們就這麼粗暴地開口，
或動手阻止與責備了媽媽，
那就代表我們依舊沒有褪去醫療權威的自以為是。

孟孟如果笑了，就是真的很開心。

十二歲的孟孟因為天生的智能缺損，反應頂多就像個五、六歲的孩子，是個不會隱藏或掩飾情緒的年紀，總是那麼透澈、直接。

我們在安寧病房照顧了他一個月，才看見孟孟的笑容。那天，他吃了一整包早餐店的小熱狗，眉開眼笑。

在被他的笑容徹底感染之前，我們彼此先面面相覷了一下。媽媽怎麼會買小熱狗給他吃？上禮拜，他連吞牛奶都還會嗆到！雖然**我們總是很謹慎地不隨意評價我們尚未能明白來龍去脈的家屬行為**，但還是太擔心孟孟了，以至於心裡先怪罪了媽媽。

更何況，孟孟一個月前來到安寧病房，就是因為不只有智能發展遲緩的問題，他還合併有先天性的食道結構異常，導致他很容易會因為吃東西嗆到，引發肺炎。嚴重的時候，就會面臨呼吸衰竭，必須插上氣管內管，使用呼吸器。

我們沒有褪去醫療權威

經歷了幾次痛苦的折騰，這次媽媽在與重症照護團隊，以及安寧團隊反覆多次的討論下，決定移除孟孟的呼吸器，還有鼻胃管，希望孟孟最後的時光能吃點自己喜歡的東西就好。而我們就小心地處理，不管他使用什麼方法都還是會嗆到所引發的不舒服。

但媽媽照顧了孟孟十二年，**所有「可以」與「不可以」的模糊界線，答案其實不存在於醫療的教科書或期刊文獻上，而在媽媽與孟孟相處的點點滴滴中。**

雖然這並不代表我們就是瞎操心，但是如果我們就這麼粗暴地開口，或動手阻止與責備了媽媽，那就代表我們依舊沒有褪去醫療權威的自以為是。

於是，我們忍住了醫療人員直覺的反應，就這樣一群人：醫師、護理師、心理師、社工師、關懷師，在孟孟的病床邊，看他津津有味地享用完了一包小熱狗，並一起見證了他這幾個月來的第一個笑容，那樣好看。

智能發展遲緩的孩子，我們總是第一眼就可以認出來的。所有的表情與動作都有著那樣與他實際的生理年紀不協調的落差。可是那個瞬間，這些不協調的奇異感都不見了，我們都為了那單純的喜悅而心動。

孟孟恢復由口進食

媽媽是單親，有一個男朋友同居於高雄。原本孟孟跟哥哥兩個智能發展遲緩的孩子都一起住在教養院，而現在，病得較重的孟孟來到了台南，原本以為再也無法回去高雄和哥哥相聚了，卻不料安寧病房的照顧，不但讓移除了呼吸器與鼻胃管的孟孟穩定了下來，再加上足夠的復健，以及適當的藥物處置，孟孟因為身心舒緩、腸胃衍生的消化液量大幅減少，而避免過度的嗆咳，體力逐漸回復，竟然可以恢復由口進食了。

聽說小熱狗是孟孟自己點的餐。與小熱狗並駕齊名的就是雞塊，兩種孟孟都可以自己吃完一整包。以前在教養院的時候，假如心情、體力與胃口都更好的時候，還會點餐麥當勞，最喜歡的是薯條。

孟孟的狀況恢復得挺不錯的時候，正是新冠肺炎疫情正盛的某段時期，媽媽常常突然就神隱了，然後我們就會遇見一位主見較多，但也還是很關心孟孟，並悉心照料他的看護大姐，常常得透過她，得知孟孟媽媽的訊息。

「聽說」媽媽確診了、「聽說」媽媽在高雄找到了新工作、「聽說」媽媽希望把孟孟留在台南、「聽說」媽媽希望能夠多申請一點補助。偶爾媽媽回來照顧孟孟一天，我們還來不及多瞭解點什麼，媽媽就又消失了。

一度我們甚至不知道孟孟的未來是會回到高雄，還是即將被安置在台南了。媽媽究竟考慮的是什麼，又是怎麼規劃孟孟以及哥哥的未來，我們彷彿處在一團混沌中。

在醫療上，我們把孟孟照顧得很好，可是**孟孟需要的不只是醫療**。一個特殊的孩子，需要一個良好的成長環境，而這個環境還得包含許多對他的身心健全成長有正面助益的軟、硬體資源。

一切的努力，總是差那麼一點

於是，我希望讓孟孟能再多吃點。我轉介物理治療師，讓孟孟的生活功能能盡量回復到離開教養院，住進醫院前的那個時刻。

然而，一切的努力總是差那麼一點。孟孟的醫療需求總是比教養院能夠負荷的高一些，孟孟的功能恢復也總是比能回去教養院的標準低一點。

也就是說，教養院不可能再讓孟孟回去了。而萬分努力，逃脫了鬼門關的孟孟，正卡在一個回不去類似學校體系，而安置到僅維持生理功能的長期照顧機構，又顯然不是他最佳利益的尷尬點。

孟孟不應該被送往長照機構

我的心裡認為孟孟不應該被送往長照機構，那無疑斷送了他所有智識成長以及社交培養的可能，因此透過社工師想要說服媽媽。

媽媽回覆社工師說，教養院真的沒有辦法再收孟孟了。因為現在的孟孟偶爾就需要抽痰，教養院的老師們無法勝任此項需求。

其實，孟孟的咳痰能力以及胸腔的力量是無法復原到之前的，我們早已心知肚明，但就被這樣一件整日可能占不到一、兩個小時的醫療照護需求，孟孟就必須離開他熟悉的教養院，進入以維持基本生命徵象與基礎生理照顧為全面主軸的長期照顧機構，說什麼也感覺虧大了。

更擔憂的是那些可能就此被遺落在外的心智，以及社交人際的發展。

媽媽說：「孟孟的身體，我知道。」

於是，我拚了命地幫孟孟訓練呼吸與咳痰功能。心裡抱持著，如果孟孟不需要仰賴抽痰了，那麼應該就可以幫他爭取回教養院的機會吧！

接下來有一段時間，我們還真的成功了。孟孟有一周的時間都沒有被抽痰。

我開心地告訴媽媽，我們可以再考慮回到教養院的可能。然而，媽媽的反應卻讓我很失望。

媽媽說：「終有一天，孟孟還是會沒辦法待在教養院的。他的身體，我知道。」

我既沮喪，又有一點兒憤怒。**心裡想著，怎麼大家都不能多堅持一些呢？我們真的不能給孟孟更多嗎？成長這件事，對於一個這樣重病的孩子來說，就是一種奢侈的權利嗎？**

當我還陷於內心的苦戰之中時，孟孟就應了媽媽的臆測。

實際上，也是我心中明知，但感性上一直在否認的。孟孟還是需要接受必要時的抽痰，以維持呼吸功能的正常運作。

我們與孟孟即將要分離

事實上，一個能夠提供護理照顧的機構，以我們和孟孟的這個相遇時點而言，的確是比較理想的選擇。

於是，我們將孟孟的病歷做一個統整，讓媽媽能夠開始為孟孟尋訪合適的長照機構。

秉持著一貫的俐落與效率，再加上社工師的協助，媽媽很快地幫孟孟找到了護理之家，而那也就代表，我們與孟孟即將要分離了。

雖然依然會安排有安寧居家訪視的醫師與護理師，前往協助孟孟相關的醫療需求，但我們得把二十四小時看護著孟孟的這個責任，轉移到孟孟的下一個落腳處了。

我的心緒複雜，倒也不是單純地捨不得，而是終究沒能把孟孟送到一個我心中自認對他的未來人生最好的地方。彷彿我的醫療責任，就缺了那最後的一點版圖，屢屢想踏進，卻仍舊枉然。

需要有個人，承接我心中的萬縷遺憾

我對安寧居家護理師千萬交代，將心中所憂傾囊而出。與其說我在交班孟孟的照顧重點，不如說我是需要有個人承接我心中的萬縷遺憾。

安寧居家護理師理解我的缺憾，每一次到長照機構訪視孟孟後，她就會跟我說說，孟孟過得如何。

媽媽一直都是最通透的那個人

孟孟真是個自帶光環的天使，聽說他到了護理之家的第一周，就像當初用他的笑容收編我們一樣，已經與一眾護理哥哥姐姐們都給交上了朋友，大家都爭著給孟孟買他喜歡的熱狗和雞塊。

孟孟身體狀況好的時候，哥哥姐姐們也會陪孟孟讀書、說話，彷彿圍繞著孟孟的，就是個小型的教養院氛圍。

一枝草一點露，孟孟的遭遇真正應驗了這句俗諺。

而當孟孟的落腳事件逐步歸於平靜，我才發現，媽媽一直都是最通透的那個人。真正從孟孟呱呱墜地的那一刻起，就一直與孟孟休戚與共。**她為孟孟做出的選擇，從來就不是一個家長監護人的責任而已**。

她的選擇，就是孟孟的選擇。孟孟的喜惡、孟孟的彈性、孟孟的習慣、孟孟的安全、孟孟的想望，都融在這一路上的決定中了，原來。

而媽媽在面對生命中裡裡外外的人時，不卑不亢地應對了所有的一切。

我原以為，無論是挾我本身的專業，或是身處孟孟生命局外的角色，我應該是最清明的那個人。殊不知，這一回，混沌的一直都是我。

所幸，因著混混沌沌的泥濘，方能襯出孟孟媽媽清明的腳印。

宛婷醫師的暖心錦囊

安寧、長照、社福，各自能提供一個家庭什麼樣的幫助？

・安寧緩和照護是常規醫療的一個選項，只要是罹患威脅生命的疾病，具有生理、心理、社會家庭與靈性的全人照護需求，就應該要提供選擇。**目前安寧緩和照護的醫療服務，**不只在醫療機構裡可提供，**在社區中，也以安寧居家服務的方式展現。**

安寧緩和照護團隊的專業人員可以到宅或是長照機構，提供醫療服務，這是屬於衛生行政管轄的面向。

除了醫療以外，日常的基本照顧、疾病關懷與護理，還有慢性失能狀態等，並不需要使用醫院裡的急性醫療資源，但需要搭配長期照顧的制度。

大家常常聽到的照顧服務員、長照個管、養護與護理之家、外籍看護聘僱，廣義來說屬於「照顧」，屬於長照系統的範疇。而有些病人在身分上屬於社會福利涵蓋的族群，就會有包含各式補助，或是弱勢者的救濟措施。

・為免資源的濫用或重複使用，**建議當面臨家中成員有重症、末期或是失能與長期照顧需求時，可以清楚向醫療團詢問，病人當下與未來所面臨的醫療選擇**（如是否需要自費、是否會面臨維生醫療決策與文件簽署、是否需要急性住院時的衍生照護費用）、**長期照顧需求**（是否需要安排養護或護理之家、是否需要申請居家醫療、重度居家護理或是安寧居家服務、長期照顧的時間可能會有多久），**以及補助需求**（如失能使用的輪椅病床、某些疾病需要使用呼吸器與相關電費補助、是否符合殘障身分認定）**等，多管齊下，進行預先安排。**

嶺頂春風吹微微

讓病人喊一喊，
是那些無處投遞的日常苦難，最理想的樹洞，
但我們卻都彷如驚弓之鳥。

我五十歲時，一名美國女學生向我說了她從另一位女同學那裡聽到的一句話：「喔，那個西蒙．德．波娃是個老婦人了！」這句話不禁讓我發起顫來。

一整個傳統都讓「老」這個字具有貶義，使它聽來像是辱罵一般。同樣地，當人聽到自己被當作是老人時，往往會憤怒以對。

塞維涅夫人收到拉斐特夫人一封要說服她回巴黎的信。她在信中讀到「您老了」，這幾個字深深地刺激了她。

她在一六八九年十一月三十日，一封寫給女兒的信中抱怨道：「因為就我記憶所及，我並沒感覺到自己衰老了。然而，我常常反省估量，覺得生活極其艱苦。我覺得我不由自主被扯進了必須忍受老年的那個致命點。我見到了老年。就在這一點上，我想要至少不再走得更遠，不再往衰殘、疼痛、失去記憶、面容改變等等，這些幾乎要冒犯我的那條路上走。我聽見一個聲音對我說：『儘管您不願意，您還是要往前走，必須死去。』死亡是最後的解決方式，但為自然所厭惡。這就是往前走得太過的一切事物的命運。」

上面這段話，是從西蒙・波娃《論老年》裡的段落，它是繼古羅馬大辯論家西塞羅（Cicero）的《論老年》（拉丁文：*Cato Maior de Senectute*）之後第二本處理這課題的哲學書。

我因此在某篇書評中，看到這樣寫：「縱然波娃對年老是否定性描述占多，但這足以勾勒出『老年』這個人無可避免的面向，點出社會對於老年的恐懼與漠視等確實存在的態度與意識，以讓我們思考老年到底是一回怎樣的事，又如何去一起面對它。」言下之意，認為波娃對年老還是認為是比較負向的。不過，我倒是認為，其實波娃並不對老年悲觀，或是充滿否定與批評；相反地，她的關懷正是來自於對現象的看見。因此，她的書寫行動應該以她自己的語言來去定義：

> 「老年」代表一個人於根本存在上的改變。
> 它最顯而易見的，就是「無數的事物一去不復返」。
> 如果有人不為失去那些事物而遺憾，那是因為他不曾愛過它們。
> 我覺得，那些輕易就接受「老年」、歌頌「老年」這件事的人，
> 他們沒有真正熱愛過生命。
>
> ——西蒙・德・波娃

如果曾經經歷賈奶奶這樣的末期生命陪伴歷程，那麼，我們都會懂那些談論老衰與死亡為何能綻放熠熠光輝。而**離世前必經的身體變化，因為受到飽含愛的承接，而能從那越來越不可控之中，習得另一種與生命共處的和諧。那是死亡的智性**。急著提早死的人，是感受不到的。

賈奶奶住在我開設的獨立書店附近。一開始我會知道，是因為有一陣子居家醫師和

護理師都會來電問我：「主任，我們要去看賈奶奶，車子可以借停在你的書店圍牆邊嗎？」

而我與賈奶奶一家正式碰面，是第一次賈奶奶因為感染發燒來住安寧病房。她從美國返台，陪伴外籍看護一起照料母親的大兒子，細細提起對我的書店的關注，以及對這樣的社會實踐的鼓勵，我們方更親近了起來。

團隊夥伴的殷切提醒

然而，賈奶奶從第一次住院開始，安寧居家的團隊夥伴就不停地向我提醒，要趁著住院大家來探視的時候，召開家庭會議。因為這個家庭對於賈奶奶的醫療選擇，彼此之間有所出入。

後來幾次頻繁地出入院，讓我感受到夥伴們這個提議的重要性。因為即使我們已經準備好了止痛藥、退燒藥，以及各式症狀處理的備忘錄，我們也持續每周到家裡診治，奶奶還是會因為一點點兒與疾病共存必有的反覆症狀，而被送來急診，或是再度入住安寧病房。

而賈奶奶的醫療照顧還是會有這些波瀾，是因為雖然大部分的子女能理解奶奶的身體正在自然衰敗，但恰好因著賈奶奶罹患數年的疾病並非惡性，卻表現越來越惡性的多囊腫肝病以及失智症。即使惡性不一定比較難治，但大多數人對於年老又罹患惡性疾病，似乎總是比較放得下。

但若罹患的不是惡性疾病，就會對於急性症狀只給予舒適照顧（如止痛、退燒、減少躁動）來說，還是有點兒不捨。因此總會期待打點抗生素，即使身體的菌種越長越多。期望白天的精神能更好、吃多一些，即使肝的良性腫瘤在短短數月之間，已經長大到像有個孩子在肚腹裡。

溫柔、喜悅又深重的託付

當時賈奶奶還是很多時候可以對話的。我常喜歡在巡房時把握時機，問她：「可想這樣活著？希望醫師創造什麼樣的治療環境？」

賈奶奶會非常聚焦，而且明確地回答我，說她無法決定。她也不曉得這樣活著好不好，以及未來會是怎樣，但現在她還希望醫師治療她。即使治療有限，還是喜歡信賴醫師，認為醫師會帶來方法。

我追問她：「那要是醫師說治療沒有效呢？或者是你感覺這樣的治療很不舒服了呢？比如說要為了治療反覆離家，來到醫院。」

其實聽到賈奶奶說「喜歡信賴醫師」，心裡彷彿像升起了棉花糖雲，這是多麼溫柔、喜悅又深重的託付！

但我們的對話還得繼續，我才能更瞭解她。因此，我問賈奶奶：「是哪種類型的治療呢？還針對疾病嗎？還是症狀就好呢？」

賈奶奶想治病，她沒有想過自己最後的生命會長什麼樣，但覺得治病是有意義的。

賈奶奶說：「就喊一喊啊……」

對於失智的病人來說，我們常需要針對同一件事情，反覆用不同的面向、在不同的時間點來詢問，以確認那是病人真實的價值觀與想法。

賈奶奶通過了這樣的測試，她還想嘗試疾病的治療，那的確是她想要的。

「至於那些其實無法全然緩解的不適，和老邁退化所帶來的不可掌控呢？」我問出這句話時，就不太只是想要知道賈奶奶的答案了，我是幫家人提前問的。畢竟到這樣的階段，賈奶奶通常已經無法再為自己回答或是選擇了。

「就喊一喊啊……」

「然後呢？」

「然後，看你們怎麼處理啊……」

哈，可愛的賈奶奶。

「喊一喊」是那些無處投遞的日常苦難，最理想的樹洞

我發現現代的醫療確實都讓人很壓抑，而且**現代社會的忙碌高張與疏離，更讓人難以在醫療的場域裡，坦然地去接納情緒**。

小孩打針疼了喊一喊，術後病人做復健汗如雨下喊一喊，長輩住院認床睡不著昏天黑地喊一喊。

喊一喊是那些無處投遞的日常苦難，最理想的樹洞，但我們卻都彷如驚弓之鳥。

讓病人喊了起來，彷彿就代表家人無用、醫療團隊無能。情緒的承接也通常無需答案，但是在醫院裡，喊一喊之後，通常呼喚護理師的紅鈴就會響起。接著，詢問是否要下什麼醫囑的醫師call機也會響起。都已經到了醫師這一關了，不開點藥物或檢查好像說不過去。然而，這些往往對這類的病人是徒勞，更是折騰。然而這個根本不是答案的醫囑，就被標籤上了「已解決」，大家可以放心忙著下一件事。

此時，若是有人可以去聽奶奶喊一喊，那其實便已足夠。與許還能從這段陪伴的過程中觀察，奶奶對於症狀的感受，是否與心理上的壓力有所關聯。

維生的治療，是為了媽媽而求，也是為自己而求

與這個家庭熟悉一段時日後，大家的步調漸漸整齊，奶奶也相對比較少直接被送往急診。

然而，賈奶奶的么子向來意見較不一，堅持很多，奶奶因此還是挺辛苦，但他卻最常是我們約共同討論時，臨時不願意出席之人。

直到有一次，我與其他家人們再次會談、溝通時，大哥說了一句話，讓一切豁然開朗了：「因為老媽是他的靠山啊。媽媽走了，他的聲量就小了嘛……」

原來啊，是個備受疼惜的么兒啊。即使六十餘歲了，也還是媽媽疼愛的摯寶。當媽媽的生命如沙漏般在他手上逐步消逝時，其實一併消逝的是超越大半生的疼愛與倚靠吧。那些維生的治療，是為了媽媽而求，也是為自己而求。

不過終究是有緊密的愛。小兒子退讓了，說讓大哥一個人作主就好。

我無從得知小兒子的心情，因為即使我都到家裡，去進行安寧居家訪視了，他也還是會避開醫療團隊。

我們從其他家人的片面描述，得知小兒子一切安好。或許，這段失落的療傷，他希望是自己來的吧，那我們自然尊重他。

得到一家人的共識

得到了一家人的共識後，賈奶奶不再來醫院，藥物與食物越吃越少。囈語時間多，叫著離世數年的老公的日文名字，片刻會煩躁、痛苦。但在我們指導家人合適的承接與身體自然照護的方法下，很快能緩和入夢。

平靜的臨終居家照護中，大多時候安穩，偶爾在生命脫離軀體的輕巧過程中，略有震盪，但大家都走得很好。

過程中，大兒子甚至寫來一長篇護理師指導後他的上課筆記，詢問有無疏漏錯誤，內容其實極為細膩、正確，我們皆驚豔。

那不是對醫療的畢恭畢敬，那是**對母親昂大生命示現的尊重與疼惜**。

正常的生活聲響，是伴隨奶奶生命最末歷程的美好樂音

奶奶離世前一周，我曾經再與護理師去訪視她，發現依然有最低度的意識。

我告訴家屬，除了可以說話，在她周邊，亦不必刻意保持肅靜。

正常的生活聲響是伴隨她生命最末歷程的美好終章樂音。於是，我在房門外的電腦打病歷，和女兒女婿聊著阿公留下的畫作、我書店庭院果樹的照料細節。

而大兒子，和護理師、社工師、外籍看護，以及奶奶在房間內唱著〈關仔嶺之戀〉。

經歷一小時打理與檢視的奶奶有點累，手腳無意義揮動，但有氣無力，最低度的意

識也需要沉睡休息了。

但沒有人驚駭或恐慌，外籍看護離開房門，掉了兩滴清淚。她還是不捨。

我把外籍看護邀到那天雨後非常清新的主人家宅邸門巷中拍照。

這一段美好的異國照護之緣，**有些照片可以思念，或許是生命中很多難關之時的力量**。

奶奶起來吃了點粥。真的睡去了，應該還會醒，但我們不得而知。

我們在屋外開心拍照，那窗框多美。和家人聊著，這社區中的一切。

沒有人擔心奶奶會不會拖太久，也沒有人擔心奶奶會不會走太快。一切被調整與處遇得剛剛好。失序的臨終生命，在安寧的照顧之下，可以這麼美。**我們不需要害怕失序，而即早結束**。

因為，時光在低喃。再多唱幾次〈關仔嶺之戀〉吧，那是唱給媽媽的，何嘗不也是唱給自己的。

宛婷醫師的暖心錦囊

老化是正常的生理衰退歷程，而失智是一種進展性的退化疾病，兩者的共通性都是不可逆、病況或症狀起伏難以預期、過程漫長，且都會受到是否良好的照顧而有生活品質上的巨大影響。有什麼照顧的小撇步，可以提供呢？

・首先，要知道**老化與失智之於個人都是獨特的**，因此並不會有其他家庭好用的方法，在我們家就一定管用。**越是願意花心力去觀察**，或是提供給醫療照護團隊病人的習慣、偏好，以及各項嘗試的反應鉅細靡遺的資訊，**就越有可能共同找到合適的藥物選項、服藥方式、環境安排、減少刺激、提升病人外在彈性與內在韌性，甚至是情緒安撫的技巧。**

・照顧者疲憊或是耗竭在這樣的歷程中，非常容易出現。照顧者除了需要休息與輪替，更應該設下界限，而非任由病人或是其他家庭成員有意識，或是因病情而無法控制的索度。

要有身心健康的照顧者，才有高品質生活的病人，這是一切的前提。

事情不會只有一種安排方式，病人也不會只有某個人才能照顧。家庭動力是流動的，有時造成僵局的不一定是不願意出手協助的人。太過堅持一定要特定照顧方式，或是絕對必須一人親力親為者，常常可能也是僵局的製造者。

建立內心的多元接受度與調適力，可幫助照顧的任務細水長流，並看見艱辛的照顧任務中，有趣與具有回饋的面向。

偶爾讓生活冒點險，對病人來說是必須的，對照顧者也是。

龜息大法

楠哥教會我最多的事，
就是不要自以為瞭解病人，或是用他過去的生命經歷，
揣度他下一步對命運的反應。

這是楠哥離不開強心劑的第六個月。心臟科醫師對他宣布心臟功能已達底線，非心臟移植，無任何繼續存活的可能性。

楠哥從四十餘歲發現心臟衰竭的問題以來，跟著他的心臟科醫師已有十年的時間。楠哥說：「我大概聽了不下百次，陸醫師說我會猝死。」

楠哥眼神晶亮，繼續對著我說：「而且，我還真的猝死過。」「我現在好想念，去海邊走走的日子。」

協調師拒絕再談下去

楠哥想要活下去，所以他答應接受心臟移植的評估。結果器官移植的協調師才來與他會面，不到半小時，就被他拒絕再談下去。

心臟科照顧團隊很氣餒，明明是個可以接受心臟移植的候選人哪，而且還如此年輕，竟然堅決地拒絕心臟移植的可能性。

陸醫師在百般無奈之下，會診安寧照護團隊，認為楠哥只剩善終一條路了。

會診隔日的午後，我們與楠哥碰面。

「我沒有想死啊！」楠哥總是這樣，沒頭沒尾的率性。

「可是你拒絕了心臟移植的評估。」我說。

「好啦，我可以再談一次。」楠哥就這樣句點我與他的第一次會談。

結果，隔天移植協調師又在半小時後，宣告無法與無意願的病人，繼續進行討論。

「那不是我要的生活！」

「所以，你真的不想接受心臟移植？」又換成我站在病床邊。

「不想。」他回答得很真切。

「那接下來怎麼辦？」我想聽聽他的打算。

「我想出院。」楠哥看著窗外。

「可是你很快就會再回醫院，因為你已經離不開強心劑了。」我對他說。

「不然你讓我帶強心劑出院。」他還是繼續看著窗外，沒有回頭看我。

「強心劑因為保存跟安全性的關係，不能帶出院。不過，我還是幫你問一下藥師，在醫師、藥師與護理師可以居家訪視的狀況下，有沒有討論的可能性。」

「楠哥，你知道你的心臟已經到底線了，陸醫師擔心你不做心臟移植就會死了嗎？」我還是忍不住，又問了他一次。

「他跟我說了上百次了，我怎會不知道？死就死吧，也沒什麼好怕的。我的人生啊，玩也玩夠了。」

「可是，前幾天你說你不想死。」我反問他。

「誰會想死？但是你們移植團隊過來的時候跟我囉囉嗦嗦的，說要花上百萬，說要準時吃抗排斥藥物，說不能隨心所欲要自律生活。那不是我要的生活！」

原來這是主因。

「那你想要什麼樣的生活？」

「跟朋友自由自在，想去哪裡就去哪裡，想喝酒玩樂就喝酒玩樂的生活。」

楠哥關注的是自己

我想起在等器官移植會談的這幾日，我從社工師那邊得到的訊息。

楠哥是交際狂熱，常在酒店流連，不回家，身邊總有不同的女人相陪。不過，倒也沒有把錢都花在哪個紅顏知己身上，也不曾讓哪個女人在婚姻外取得伴侶般的地位。聽起來是對這種生活型態的喜愛與成癮，關注的是自己，而非哪個外遇的對象，也不曾言說對婚姻有什麼不滿。

楠哥有一間公司，雖非日進斗金，也經營得風生水起，家中用度也不曾出過太大的困擾。

聽說楠哥仍與太太、女兒同居，但不常回家便是。

太太和社工師說，沒有想過要離婚，但很氣他，也不知道怎麼跟他相處。

女兒說，爸爸很糟糕，可是他們父女的感情沒有太壞。這次爸爸的身體走到這麼糟，她很捨不得，希望爸爸活下來，可是她跟媽媽沒有餘裕照顧這樣子任性的爸爸。

女兒問爸爸：「為什麼不願意為了她和媽媽，活久一點？」

我分別和病人以及太太和女兒說，我們還是得坐下一起談談。他們三人都同意。

過程中，楠哥只說了一些話，大意是他拖累妻女許多，就別再讓她們多添負擔了。轉進安寧病房，也是自己的決定。能活多久，是多久。若是有一天昏迷了，沒有意識，那就讓他自然離開吧。

太太對楠哥似是欲言又止，最後只說，不管你是要接受心臟移植，還是安寧照護，我跟女兒都會照顧你，只是你的身體還要自己好好對待，不然我們也愛莫能助。

女兒是唯一落淚的人。她問爸爸，為什麼不願意為了她和媽媽活久一點？

最後的共識是楠哥跟家人都感覺本性難改，就不接受心臟移植了，以免浪費了珍貴的心臟。

「想」，但「不要」接受心臟移植

我們安排楠哥轉進安寧病房。

楠哥「想」，但「不要」接受心臟移植的想法，一直橫在我心上。我於是問他：「接下來要面對漸漸移除強心劑了。之前在心臟科病房的經驗是你會不舒服，就又要上調劑量，但轉進安寧病房後，我會開始用嗎啡協助你的不舒服。我們可以不要這樣上上下下地調整強心劑，讓你慢慢地舒服離開。這樣的照顧，是你要的嗎？」

「我OK。不過，你先讓我出院幾天，我要把公司的一些事情處理一下。」

「你離開強心劑，就有很高的猝死可能。萬一你在外面倒下來了，有可能會被緊急CPR。」

「這樣不行嗎？」他反問我。

「原則上，你的心臟功能已經所剩無幾，既然你決定要自然離開，我們原則上就不希望這些CPR或強心劑來來回回地折騰你。」

「不折騰啊？我死過耶。CPR很好啊，你看我現在還可以跟你談笑風生！」

停掉強心劑，他只會「假死」

楠哥曾經經歷過一次心臟停止，因為在急診室，有品質良好的施救過程。他毫無併發症的甦醒，並且沒有留下任何神經學的後遺症。對他來說，又享受了一段他認為是美好的生活。

此時仍在使用強心劑的楠哥，具有良好的意識，能理解停止強心劑有可能會死亡，但他在情感上不認為自己會死亡，因為有過在急診室那一次的經驗。

楠哥看我一時語絀，又接著告訴我：停掉強心劑，他只會「假死」，因為死了以後的急救，仍舊可以再度把他帶回美好的生活。

如果真的帶不回來，那麼一樣選擇安寧照護，自然好死就好。

他在說到「假死」的時候，還跟我補充了一下，就像龜息大法啦，你知道吧！

尊重病人「理性但不明智」的決定

至今還是不認為自己會「真死」的楠哥，雖然完全理解自己有真死的可能，但卻相信自己不會落在真死的機率。

我想起英國的「意思能力法案」，告訴我們，還是要尊重病人「理性但不明智」的決定。

「理性」是法律上關注的原則，但明不明智是病人的自主展現。我想起當初英國政府在宣導這件事時，就用了一個意識能力極為清楚的老人，決定把他的全副身家全部拿去買彩券，作為是死前的最後一個安排，而被女兒極力勸阻的劇情。

「讓我好好地走吧！」

我嘆了口氣，對楠哥說：「不是每一次的急救結果品質都會這麼好。你也有可能變成植物人，死也死不掉。」

楠哥說：「所以我才來找你啊。死不掉的時候，你要幫我自然走掉。」

我說：「楠哥，我完全理解你的想法。但我不能這樣做醫療計畫，我還是要讓我的團隊，或是哪天遇到這個狀況的值班醫師，知道要怎麼為你做醫療決定才好。你又要好活，又要好死，不是你每一種任性的選擇後，都可以得到的。」

「那就讓我好好地走吧！」楠哥淡淡地說。

「除了好走，你還有什麼其他重要的念頭嗎？」我問他。

「陸醫師還會來看我嗎？」他想念陸醫師了。

「我向他轉達，他會來看你的。」

病人想活，是常態

陸醫師其實也很掛念楠哥。電話中，向我詢問了好幾次楠哥的狀況跟決定。很有趣的是，陸醫師還問我，還想活的他，符合收住安寧病房的條件嗎？

我回覆陸醫師，病人想活是常態。**安寧病房的病人個個也都有求生意志，不會影響接受安寧照護的決定與判斷**。

我們開始將強心劑減量。整整兩周，直到停藥的過程中，楠哥只施打過一次嗎啡，控制喘不過氣的不適。

完全停藥後的兩個禮拜，楠哥還在安寧病房自在地走來走去。心跳正常，血壓正常，意識正常。

「我不是會死嗎？」他問我。

「還是會啊，但看起來不是現在。」我也挺誠實。

「那我要先出院去辦點事了，我想回陸醫師門診。身體不行的時候，我會回來找你的。」楠哥的出院決定像一陣風。

楠哥又在門診讓陸醫師照顧了三個月。三個月後，陸醫師打電話給我，說楠哥已經臥床了，也決定不再使用強心劑。太太幫他找到了一個護理之家。他已經住進去了，他想要申請安寧居家的服務。

後來，我和安寧居家護理師又在護理之家照顧了楠哥大概半年，他的意識直到最後一刻都很清醒。

接受當下本該有的樣子，無波無瀾

我一直猜想楠哥會不會怨天尤人，畢竟他想要的是風花雪月、帥氣瀟灑的日子，而不是無止境的臥床，形銷骨立又只能瞪著天花板的日子。

我沒有直接問過楠哥，但他倒是跟我回顧離開安寧病房後，又接受陸醫師照顧的那三個月，他們說了哪些話。

楠哥的太太每隔兩、三天會去探望他一次，給他帶點點心，說幾句家人會說的話。不是濃郁的愛，卻有著家人適當的關心。楠哥會跟太太說謝謝。

楠哥說，還是有點對不起女兒，但公司跟積蓄都安排好了，女兒跟太太的日子也不成問題。女兒快成年了，太太也一直保有穩定的工作，他沒有什麼擔心。這輩子，也許他讓妻女辛苦了，但他也沒有什麼下輩子的觀念，不會去想什麼因果業報，孽緣善緣，就好好走完這段日子就是。

楠哥一直很平靜，接受當下本該有的樣子，無波無瀾。這是我不曾預期的事。

事隔多年，我很常在照顧其他病人的時候想起他。楠哥教會我最多的事，就是不要自以為瞭解病人，或是用他過去的生命經歷，揣度他下一步對命運的反應。

只要，**好好陪著就是**。

楠哥離開的那天，我想起他說的「龜息大法」，他到最後都是這樣相信的吧。我覺得這樣很好。

宛婷醫師的暖心錦囊

當疾病走向末期，器官移植與安寧照顧的選擇，是可以並行的嗎？而若我或親友有遺愛人間的心願，決定器官捐贈是否會影響到接受安寧緩和照護呢？

- 當疾病走向末期，器官移植是等待一個新生的機會。然而**在等待期間，疾病末期所帶來的身心社靈症狀依然持續，當然可以同步接受安寧緩和照護。**只是因應每個病人的狀態不同，有可能同時還在接受維生醫療的限時嘗試治療，或是考量維持更好的生理機能狀態，以等待器官移植。

病人不一定會在安寧病房接受安寧照顧，有可能是在普通病房或是加護病房，同步接受安寧共同照護服務。

・若同時選擇器官捐贈與接受安寧照護，因為器官捐贈是在腦死或是心死後，才會進行捐贈，因此並不會與安寧照護衝突。唯一較有可能產生的影響，是為了讓病人離世後，器官能夠維持在良好的狀態，以提高受贈者的移植成功率。有器官捐贈心願的臨終病人，會建議選擇在醫院善終，而非居家善終。

兜率天

在必然浸潤著悲傷與難關的人生裡，
莫大哥為太太與孩子留下「每一刻都要快樂」的諄諄叮囑，
不只是言語，更是行動。

我腦海一邊回想著莫大哥手繪的那張金童玉女的修行圖，一邊在搜尋引擎查著：「兜率天」三個字。

佛光大辭典解釋道：「兜率，梵名 Tusita，巴利名 Tusita，西藏名 Dgah-ldan。又作都率天、兜術天、兜率陀天、兜率多天、兜師陀天、睹史多天、兜駛多天。意譯知足天、妙足天、喜足天、喜樂天。」學者林崇安在網路公開的典藏資料寫著：「以釋尊的大智和大悲，早在《阿含經》中就對這些末世的眾生指出一條出路：可以往生兜率天彌勒淨土，繼續修學佛法（就像去國外留學）。一般『未證聖果』的凡夫，於臨終時只有二種往生，一種是隨著生前所造的三業（善業、惡業、不動業）而投生三界內；一種是以生前所造的善業，配合願力而投生淨土。」

莫大哥離死亡的時間不遠，也不近。五十餘歲壯年，開始與極惡性的腦腫瘤搏鬥。短短年餘，他已經無法再順利言語、身形佝僂，只是在細膩的陪伴與互動下，他還是可以聊聊天、繪寫些簡單的字畫。

莫大哥昨天夢到兜率天。天裡有自己，醒來後，他很喜悅，因此把它畫下來，交給太太，也與我們分享。

莫大哥的太太問：「那有我嗎？」

莫大哥憐愛，但是正色地搖搖頭說：「沒有。」

找到談論生命這件事的共通語言

修行之路孤獨，人生總清算之刻，也總是肅穆。緣該盡，情應了，是誰也躲不過的命。最後若夠幸運，就還能彼此祝福。

莫大哥的圖上，不只有金童玉女與祥雲，看起來還有庭院感。

我再繼續讀著網路上的資料，維基百科寫著：「傳統上漢傳佛教一般主張此天分內外兩院：外院是凡夫果報天宮，只管享樂，直到福報用盡，屬於天界；內院是淨土，是一生補處菩薩居住的，菩薩修功圓滿，盡此一生，便下生人間成佛。」

我其實不是單純基於好奇而滑網頁，而是因為當**我們想要瞭解一個人，就只有從他的一舉一動先貼近，別無捷徑**。

與其說我對「兜率天」好奇，或是意圖想要從這個入口，突破莫大哥的靈性觀，都不如說，我只是想要與莫大哥距離接近一點，並且找到談論生命這件事的共通語言。

少數在初診斷病情時，就要求心理諮商的病人

我先把莫大哥的手繪圖放在一旁，腦海裡又想起剛剛在踏進病房前，心理師告訴我，莫大哥一家是少數在初診斷病情時，就要求心理諮商。目的甚至不是因為有疾病調適的心理需求或是哀傷無處承接，而是希望心理師在一家人進行決策共識的過程，

可以輔導他們彼此之間關注對方的需求與情感。

因此，在安寧病房相遇他們時，莫大哥與太太非常坦白地告訴我：「我們都知道現在的狀況比幾個月前更差了。但是，現在我們的想法不太一樣，希望醫師可以讓我們知道怎麼做最好。」

太太一路陪著病人，看著腫瘤惡性地一點一滴吃掉病人的身形。她想著，如此帥氣的先生就要以形銷骨立的狀態離開了，可否再補充些營養，讓他能維持比較像自己的樣子離開？

而莫大哥則是表達（非常奮力地表達，此刻的莫大哥一次只能盡量把三五個字咬得清楚，發出聲量。很多時候，還得搭配眨眼，與我們彼此核對意思，而其中一隻眼睛還因為腫瘤的影響突出而無法閉合）打從診斷開始，就不想治療。

但是，因為希望給太太更長的準備時間，以接受沒有他的日子，他治療到現在，直到病症更侵蝕自己的此刻，就應該是撒手之時了。更何況，他一直認為人世的結束是一種祝福，因為可以到達佛祖的身邊修行。

他們都想要「莫大哥該有的樣子」

我轉頭看了看紅著眼眶的太太，意識到其實「尊重對方」並非他們的課題。雖然很多時候無法達成共識的堅持，往往是因為病人或是照顧者本身無法面對自身的恐懼，而把價值觀加諸在對方身上。

但是莫大哥與太太的訴求，卻是殊途同歸。他們都想要「莫大哥該有的樣子」，所以醫療團隊的努力，就是陪伴他們走上讓莫大哥能夠在身體外觀、生活日常，以及心理安適都能服貼進去他們所繪出的樣形之路，也就圓滿了。

讓莫大哥帥氣，不要讓額外的維生醫療，或是過長而無意義的治療，讓莫大哥拖拉著無法再維持的身體，並且**讓莫大哥以盡可能像自己原本的習慣生活著，就是我們的共同目標**。

點滴與抗生素撤去，莫大哥投資太太成立的健康照護公司與產品被容許在病房使用。每天要可以睡得著，這樣才能有體力，和太太一起享用她帶來的美食。

以前莫大哥總是伴著太太四處旅行，感謝著生命能有對方如此相陪。現在即使踏不出病房，也希望能夠共同生活。

想要留給太太最後的緩衝

太太的堅強讓人佩服。單薄的肩膀扛起一切，從不閃躲先生的言語與表現，並且完全接納腦腫瘤末期的先生，偶爾可能不如預期的非現實互動，同時針對強勢且具有醫療背景，常常要求進行維生醫療的先生手足，負起一次次具有耐心又捍衛病人想法的溝通責任。

她活得不卑不亢，輕淺的哀傷，覆以繾綣的情深。她**不會讓自己過勞，不像很多只能過勞，不然似乎無法證明自己的在乎的照顧者**。

她卻也不忽略先生在這段過程中，不預期流露的任何表達，那真是曾經緊密相處的人才有的默契。

我們在這段陪伴的日子裡，深深地，被他們的情感也滋潤著。

即將離去的那一周，莫大哥身體功能逐漸走向停止的速度非常慢。我想那是他心念中想要留給太太最後的緩衝。

為太太與孩子留下「每一刻都要快樂」的叮囑

在這段日子裡，整個家庭還一起做了個困難，卻充滿無私之愛的決定，那就是買了珍貴的演唱會門票，而孩子們甚至與同學邀約成團。

莫大哥親口與孩子說，最後這段日子緊密地相處，已經給彼此留下了非常足夠的記憶。**死亡輕盈，不應該成為彼此繼續往下的人生的絆腳石或是遺憾**。

莫大哥與太太在經過深思熟慮以及與孩子的討論後，共同決定如期動身。只是演唱會結束後不逗留。而無論莫大哥是否在孩子不在台灣這段期間離世，**一家人都認定彼此是在一起的**。

孩子返國的途中，莫大哥微笑地前往他的兜率天，而孩子更是與爸爸、與同學、與自己都沒有留下遺憾。

我後來在那位演唱會巨星不計其數的報導中，曾看到類似這樣的敘述：「她的歌親切地寫著人生。幫助人們，在悲傷時感覺並不孤單，而且有辦法度過難關。她毫不避諱地訴說著人生就是要快樂度過，享受美好時光。」

在必然浸潤著悲傷與難關的人生裡，莫大哥為太太與孩子留下「每一刻都要快樂」的諄諄叮囑，不只是言語，更是行動。

哀傷最鮮明的時光，有人陪伴

某日，我在我的門診名單上看到太太的名字。她說她想要開立莫大哥的診斷書。

我問她，後事的繁瑣可有累著她？

她拿出手機，給我看許多師兄姐在莊嚴佛教聖殿誦經的畫面。她說，那些是越南的師兄姐們。過去莫大哥在從商時結下的善緣，而今跨越國度，遣來祝福，也捎來關心。

我告訴她，下次想要處理莫大哥的診斷書等事宜，依然可以用莫大哥的名字掛號，不必用自己的名字。

兩周後，我又看到了她的名字。我莞爾，因為在那個當下，我忽然明白了。

原來她不只是要處理莫大哥身後的餘碎瑣事，她需要一個不需多說一語就已經深知他們家庭故事的人，陪她走過哀傷最鮮明的這段時光。

這一次的她，顯然比剛送走莫大哥時憔悴，我問她：「可睡得好？」

她說，不好呀。沒有事情要操辦、沒有人需要照顧後，心突然空得明顯，思念也懸得厲害。

唯一稍有堪慰時，是繼續運用莫大哥留下來的公司盈餘從事公益。偶爾會落淚，但總不願在子女面前落淚。壓抑得緊時，胸口侷促，不知該對誰言，直到又能來見我或是心理師的時刻。

女兒思念父親，製作的甜點

第三次來，她修剪了頭髮。原就極為美麗的她，找回了不可方物的神采。而這一次，她是要來問我地址，因為一直從事甜點製作的女兒，最近開發了新產品。她想要寄來，讓我品嘗。

甜點不負期待，視覺與味覺都得到了極致的滿足。

我循線進入甜點品牌的社群，看著莫大哥的女兒一篇篇既訴說心情又推薦甜點的發文。試著想要感受，經歷父喪，但父愛從來不缺乏的女孩心裡，帶有多溫暖又多有力的心念，正讓自己在有限的生命中快樂、美好，定靜地接受一切的禮讚，或是挑戰。

後來太太不再出現於我的掛號名單上。我知道她已經步上了自己的旅程。

我耳邊響起她的聲音：「我們都是上天放到人間歷劫一遭的。莫大哥是修為足夠之人，歷劫時間短，已回到了正神佛旁邊修行，我很為他開心。我還沒完成歷劫的任務，但我深深感謝這趟歷劫如此完美。我能遇到一位愛我、護我，並讓我以他馬首是瞻的完美之人。」

根據我繼續讀下去的資料說明：彌勒菩薩以慈心利他為出發點，發願讓一切世間不斷佛種，彌勒菩薩住在以大慈心建立的兜率淨土，為眾生講說佛法。

經中描述彌勒菩薩是位沒有斷除煩惱，沒有修習禪定的出家人，之所以如此表現是因為他認為菩薩的修行應該著重於現實世界的布施、持戒、忍辱、精進、慈悲、智慧等等。如果為了自己要斷除煩惱、專心修習禪定而不去廣度眾生，就不是慈悲具足的大乘菩薩精神。

習佛之者眾，然如此以大乘精神度過一生者，我有幸首度，以醫者身分於娑婆世界相伴一遭。

那離紅塵不遠的淨土，**彷彿，只要我願意凝望，紛亂皆能安住**。

宛婷醫師的暖心錦囊

宗教與安寧照護的心理靈性關懷之間有什麼關係？心理師與靈性關懷師又分別在安寧團隊中，擔負什麼角色與功能呢？

．**台灣的安寧照護體系設有靈性關懷師的制度，擅長於靈性層面的陪伴照顧。**除了身心的觀察，還要超越身心的觀照，輔助體現與維持病人的存在意義，讓心性不斷轉化，完整人生最後一個階段的成長。**靈性關懷師可以協助病人面對「靈性課題」，例如死亡焦慮與恐懼，引導病人進行「瀕死前的準備」及「來生準備」。**數十年來，台灣在提升靈性照護品質的層面上，持續進行靈性關懷的研究與出版，同時發展、規劃並落實靈性關懷專業人員教育、實習、評核、督導與體制和資源的建立與維繫。

・心理師於安寧照護過程中，負責病人於疾病過程中的情緒調適、家屬與照顧者的哀傷風險評估與陪伴，心智能力以及譫妄、躁動等表現的鑑別性診斷與處遇建議。而靈性關懷師協助生命整合、靈性意義的探尋。必要時，提供信仰相關的支持，以達靈性平安。

不是家人，也沒關係

我的眼角餘光一直默默從康家的人、社福人員的動作裡，看到非常恰到好處的關心、尊重與耐心。我極為動容。

我走進預立醫療照護諮商的診間。一位文質彬彬的男士坐在預計接受我的預立醫療照護諮商的位置上，與周邊陪他前來的人，恭謙有禮地對話著。

雖然預立醫療諮商是特約門診，依法定要求，坐在診間的醫療團隊成員，也都是我所熟悉的那些夥伴，但我還是不免在心頭頓了一下，試圖確認這是不是一個我應該要進來的空間。

原因是前一周預立醫療照護諮商的個管師，帶著焦慮聯繫我：「主任，我們要協助精神科目前正在住院的一位病人做諮商。除了平常的程序，我們應該還要多準備什麼？」

在這段很簡略的溝通裡，有幾件事引起個管師的焦慮。

第一，這位病人依照病歷，已經因為復發的精神症狀以及暴力行為，在醫院長住了將近一年之久，目前已近乎緩解，預計回歸社區照顧。但談論維生醫療與臨終照護的大事，是否會引發他過往的生命事件記憶而導致症狀的誘發？我們不得而知。

雖然精神科主責醫師已經做過非常縝密地評估與測試，也指派了訓練有素的精神科病房護佐（他們經驗豐富、孔武有力，而且在不得不制伏病人或是搶下凶器時，還具有最佳保護病人的意識訓練）陪同。

第二，這位病人的家屬遠在離島，因病人過去逞凶鬥狠、惹是生非，手足與之關係極度不佳。但有意思的是，在病人有自覺地接受精神科治療的這十餘年來，父母的奉養都是由病人來打點，也算是妥貼、細緻。

然而，這些家人都無法前來陪同、參與諮商。**與家庭成員關係疏密交錯是我們最擔**

憂的。

要不就真的乾脆斷絕聯絡，甚至確保最後維生醫療要不要施行時，不會有人鬧場。要不就是趁早解開糾葛，讓病人的決定能獲得家人的共識、支持。

但現下我眼前的馮大哥，要說毫無家庭羈絆也說不上，要說孤寂自由也難保，實在是使人進退維谷。

社工師＋康家照護人員，與病人共同參與預立醫療照護諮商

所幸，這個國家與社區的互助自立，總是大於我們的想像。

我們同步得知社會局負責馮大哥這個個案的社工師，以及他在社區進入慢性照護階段的康復之家負責人，都主動表達非常樂意來參與馮大哥的諮商。

有這兩位專業人員在現場，足以讓上述我們的困境消解大半。

因為著重家屬參與脈絡的台灣醫療照護諮商法規會立得如此繁瑣，不外乎是考量在華人家屬文化的根柢，期望未來在醫療現場，能盡量讓病人心願得遂時，少一點干預，因此有瞭解家庭實況的社工師，以及熟悉馮大哥在社區康復期間生活樣態的康家照護

人員，足以澄清了許多我們對未來醫療現場實做的憂慮。

因此，我們的確非常順利地完成會談。

然而在諮商完畢，由個管師協助意願人完成簽署之際，我開完諮商批價單後，想了想，又走回會談桌，對馮大哥補充了一段話：「你走了之後，我們還是會通知家屬來領你的遺體。如果他們不願意出面，就會由政府處理。在殯儀館公告一段時間後火化，由公家單位併禮儀業者，進行類似聯合奠祭的程序。你如果想要事先安排的話，也可以找殯葬公司先瞭解一下，然後有些委託書先簽好。這不是預立醫療決定上的後事安排附件有包含的。」

我總是這樣。**諮商過程中，提供給意願人和家屬整合就醫、安寧啟動意識、社福或相關法律建議，實在不忍心不說，即使那不是我作為預立醫療照護諮商團隊的義務。**

我曾經為此在我服務的醫院開立自費的門診，想要在現行法制的困境，以及許可之下，幫助無頭蒼蠅般卻又想要安排的家庭，無奈在無人願意付費利用的狀況下，以停止門診收場。

不像在精神科病房住院快一年的病人

回頭來說說馮大哥，以及我剛進入門診時的訝異。

誠如我初見他的第一印象。整個會談過程應對有度，且甚至與我大部分諮商現場的健康或亞健康民眾極為不同——這些民眾常常犯了一種「生病與死亡是別人才會發生的」心理學與醫療行為經濟學上的謬誤，因此總是想要速食解決，只想要來勾勾選選，要別人（或是國家的法律）掛保證，他不會受到一天疾病的苦痛侵擾。他們對於進行討論以澄清或對照自己在醫療情境裡，可能有所偏頗，甚至錯誤的想像與期待，皆興致缺缺。

但馮大哥精準而且誠實地提問，並且能夠對照自己在照顧父母時曾遇上的疑惑，讓我們非常放心。他是完全有理解到我們正在談論的處境。

這堪稱是一個具備完整良好的心智能力，以及自主實踐的典範。

「家人不願意理我，是應該的。」

雖然我非常慶幸而感動，但還是不敢忘記他已經在精神科病房住院快一年了，且因為年輕時的鬥毆以及工傷，導致腦傷後的腦部器質性病變，進而衍生嚴重的精神症狀，且時常因為被認定為是嚴重病人而必須住院。

「時常」，意思就是**我還必須為馮大哥多設想**的是，假如他在預立醫療決定符合啟動條件的當下，本人處於無法議事與決斷的狀態，就無人可與他再次肯認決定書的內涵，或是有沒有可能受到他發作當下症狀的誤導，而以急性症狀論之，並施予他與他的價值觀不符的治療，都是**我希望能在事先為他避免的尷尬處境**。

會談過程中，馮大哥常常說：「我年輕時做了很多不好的事情，傷害到家人。他們不願意理我，是應該的。但這種心情，你們很難懂。我爸爸媽媽後來也是我親自照顧並送走他們的。我自己就不要再讓家人傷腦筋了。」

馮大哥說這段話的時候，非常平靜，既無帶著評價自己的卑微，也沒有帶著感嘆家人的酸楚，但他也不漠然。

如果我手上沒有那些資料，我一定會認為他來自一個常見而平凡的家庭，並如常且恰如其分地運作著自己的個人角色與家庭功能。

這愛，堪比家人

我再次佩服起精神科的醫療團隊，以及康復之家的照護團隊。這已經不是專業就能達成的事。這裡頭有多少愛的照護才能成全。這愛堪比家人，或者在這個工業化與家庭關係往往疏離的時代。這愛甚至尤甚家人。

我反覆以滑鼠滾輪翻閱馮大哥的資料，再次得到了同樣的結論：「痌瘝在抱即是如此吧！」畢竟當天我的眼角餘光一直默默從康家的人、社福人員的動作裡看到非常恰到好處的關心、尊重與耐心。我極為動容。

他們平常要面臨的系統、對象與體制，該有多麼辛苦、多麼挫折，但他們仍願意，出現在這裡。

簽署器官捐贈同意書

病前脾氣差，易煩躁，國中畢業後無升學，從事槍械買賣，因走私槍械與搶劫入獄……

病人工作時跌入山溝，因此腦出血，後治療穩定後又因癲癇路倒，家庭支持關係差，也無法與護理之家住民相處，後由ＯＯ旅社收容並提供工作機會……

因中斷服藥而有怪異行為，語出威脅，欲放火燒工作地點，後由社工師協助反覆就醫多次……

在醫療的現場，病人從不會因發生了任何事，而在醫療人權的領域裡會有任何差別待遇。

但是我在當下還是特別認真地衡量了這些病情的事實，並不是因為要剝奪他的權利，而是因為我更在乎這些會造成周身人們巨大壓力與恐懼的症狀，是否會導致他，影響了他自己關於臨終安排決定的順利程度？

若憑大哥能達到現在治療的完好結果，與所有的團隊以及社區的夥伴共同努力，讓他能夠維持在這樣的狀態，那也是廣義上，我們為他進行預先諮商的一項必要義務。

同場，他也向社工師詢問後，簽署了器官捐贈同意書。

我們沒有開口問他這份大愛從何而生，或許盤根錯節的一生，也不是「彌補」或是「無謂」這些文字可以說清的。

他的柔軟，來自社會的願意承接

心理師最後陪他聊天，並確認有沒有整個諮商團隊遺漏的細節與評估時，馮大哥說：「住院總是難受的，就算我恢復得這麼好，一住依然就是一年。我要是有機會理個頭，你們會發現我年輕十歲。」

馮大哥在我們無法領悟的生命苦澀、酸楚和懊悔中，仍能幽自己一默。在沒有盡頭的孤獨路上，仍願意積極安排最後一哩路，求**不給社會最後一點負擔**。他的柔軟，我相信是來自這個社會的願意承接：精神科團隊、精神康復之家、社福體系。

而我因為在他面前坐了一小時，我為這一切微小卻又巨大的承接，而震撼、感動得說不出話來。

現場這位受過防衛訓練，以防病人症狀發作時需緊急控制的佐理員，大多時候靜默，但其實對病人的所思所想極為熟稔的社福人員，以及康復之家的醫療照護提供者，再加上我們這一組諮商團隊，都不是他的家人。

但我深信，**若他艱難地重新進入社會的日子，能有一點安慰與尊嚴，那都是有人願**

意成為一條網線。

世間苦人多，包含我們自己都在受苦，也因此，撻伐與批評者眾，付出與重建者少。但無論是醫療工作、安寧照顧，或是像這樣的預立醫療決定諮商現場，我都會一再地感悟到，**我們大多數人都為社會做得太少**。口口聲聲地愛護鄉土與同胞，但我們常常連掃去他人門前雪，都覺得事不關己。

在臨終照顧的這一條路上，我體會最多的就是無常。**那些我們所厭惡與鄙夷的，從來無法保證是否某天也會降臨在我們的生命之中**。

諱莫如深是沒有幫助的，只有坦然地剝去是非、善惡評價的壓迫，我們才能真正的平等互愛，而且更重要的是，如果你愛你的國家、愛你的同胞，那不要叫別人去愛，**我們可以自己去愛**。

宛婷醫師的暖心錦囊

聽說預立醫療照護諮商的法定程序，必須至少一位二親等親屬參與。若是沒有二親等親屬，是不是就會失去預立醫療照護諮商的資格呢？

．《病人自主權利法》第9條第二項規定：「意願人、二親等內之親屬至少一人及醫療委任代理人應參與前項第一款預立醫療照護諮商。經意願人同意之親屬亦得參與。但二親等內之親屬死亡、失蹤或具特殊事由時，得不參與。」

倘若二親等親屬並非死亡或失蹤，然因長居國外、長期失聯，或是關係不睦，堅持不願意出席者，可與諮商團隊據實告知，並討論後，出具特殊事由切結。

然而家庭互動各有難處，建議非特殊事由者，還是鼓勵二親等參與。因為一旦到需要啟動預立醫療決定時，這些家人依然可能會在醫療照顧的現場，因其不明白、無法接受或是其他認知或情緒的影響，而干擾預立醫療決定選項的進行。

倘若可以盡早透過預立醫療照護諮商團隊的幫忙，就有機會預先透過說明、溝通，或是法定效力上的澄清，減少未來的善終干預。

．若是沒有親屬，與自己的醫療照護息息相關的對象，也都鼓勵邀請參與預立醫療照護諮商，如本故事的社工師、康復之家的健康照護提供者。

醫療決定與照護均非一人之事，並非決定了，就是一條康莊大道走到底，還是有許多枝微末節或是多變的病情狀況，需要身邊有所連結的人互相協力。因此有可能參與在最後一哩路的重要之人，包括屬意的意定監護人，或是其他重要的關係人，都建議邀請參加。

小涵病情開始起伏時，爸爸媽媽說準備了一筆捐款額度，想代替小涵捐給我們的安寧療護基金。

我很是訝異。

人間殊勝

「我想陪爸爸媽媽久一點。」我在安寧門診第一次相遇她的時候，就被這位南北奔波尋醫、每項療程都配合到底的腦瘤女孩，對於求診與接受救治的勇氣與堅定所懾服。我誠懇地詢問她的理由，而她的理由既單純又深厚。

世人常把罹病的苦痛形容得太過扁平，甚至視它為生命中之大惡，欲除之而後快，也將迅速終結生命唱成了一種善終的頌歌。這樣與生命的真實背道而馳的烏托邦看法，每回總讓我感到悚然。

我倒也不是倡議忍苦受痛是一種必要的修行，或是消極地認為生命控權不在自己的手上，而是不認同擎善終為大纛，構出無差異性的生命最終路徑，並否定其他種類的生命圖像。

我都會**想起近萬個陪伴過的病人，他們立體圖像般的生命，無法被理解與認同，而感到傷懷**。

幸好日常的醫療照顧裡，總有像小涵這樣的人，讓我能理解並習得，苦痛與艱辛雖是嗆辣的原料，多數人避之唯恐不及，但也有人，將它佐成了生命最後一道精采的菜色。

父母的驚駭與心疼

小涵從三十餘歲開始抗癌。幾次就醫都是癲癇發作，倒在房間，發出巨響。媽媽前去查看而一步步地釐清病情。

實在難以想像父母的驚駭與心疼。手術、放射線治療、化學治療、栓塞併發症取栓手術、硼中子治療、復發後再化療……

小涵自己表示想要再做細胞治療，但跑遍全台權威，沒有醫師點頭，覺得適合。

漸漸地，身體虛弱了、吞嚥困難了、眼睛看不見了，甚至還常常肌肉痙攣。無法遏止的疼痛。

家人理解安寧可以給小涵一些適合的東西，因此他們才來到了我面前。

媽媽說，小涵要來看醫師，都好開心，因為她的生命又可以延長了，就像做完第一次硼中子。

小涵甩甩頭，跟媽媽說，感覺超好。

小涵想活，想陪爸爸媽媽

連父母都捨不得的治療受苦，小涵完全不以為意。小涵想活，想陪爸爸媽媽。

小涵說不出DNR（不施行心肺復甦術意願書）。她說，「醫師，請你治療我。」

那些外在人設的規定都不重要了。此時，會有誰說安寧不應該想盡辦法來到這樣的生命與家庭中作陪呢？

媽媽說，小涵是學生命科學的，因此對人體結構瞭若指掌。復發那日，醫師點開腦部影片，小涵哇的一聲哭出來，對著螢幕，泣不成聲：「那是我的腦啊，我的腦啊，我在教科書上看到的病灶啊……」

本來是學習著，未來要成為助人者的。未料還沒從這眾多的學識中，釀出濟世甘露，竟然就在圖片中，認出了自己。

像小涵這樣的一家人，我們得更敏銳些

我不知如何啟口，詢問那段日子是怎麼走過來的，但想必小涵很快地收起了無助與沮喪，往著可以活下去的路上，一股勁地衝上去了。

經歷了這所有的一切，更讓我佩服的是父母的生命智慧。爸爸媽媽非常深情、理性，但又流露極端不捨地對我說：「**若安寧照顧是育涵的最後一個好歸屬，我們想為她預備好**。我們想給育涵所有最好的。」

我很少在診間看到這樣的父母。其實若是泣不成聲，或是猶豫、防衛，我都是可以理解的，但是小涵的爸爸媽媽未曾顯露這樣的情緒。

我想像著，在前面那一段一樣艱辛的抗癌歷程中，小涵與父母也是帶著這樣的柔軟與每個醫療團隊相處的吧，不禁讓人更加地想要關注與呵護，也更心疼起他們自我承受的哀傷。

身為醫療人員，我們自然不希望面對的對象，是所有的情緒與反應都是外射型或是怪罪型的病人與家屬，但**這樣也有好處，我們通常不會錯過與錯認他們的需求**。

但是，像小涵這樣的一家人，我們就得更敏銳些。才能為他們卸下無須自己全部扛負的一切，否則常常是一段醫病的緣分下來，說要照顧人的，反而都成了被照顧的，那可說不過去。

這家人，實是天使

不過，在這一點上，小涵的父母真的是讓人極度感念。

能把在病房每一班、每一天、每一個特殊時刻，甚至是前來病房支援的護理師樣貌、姓名與習慣都銘記在心，並時時關心這些護理師個人的日常、班表、家庭與當下生命的難處。我對他們真是敬佩不已。

父母從靈魂深處展現的善良、對生命的接納與理解、在無法衡量的巨大哀傷中，仍對所有身邊之人的關懷與信任。

在短短不到一個月的安寧居家，以及數月的安寧病房照顧中，讓醫療團隊極為動容。

這家人，實是天使。

爸爸寫給小涵的歌

那一陣子，有音樂治療專案的老師前來病房照顧病家，也提供醫療團隊指導。爸爸與媽媽接連為小涵寫詞，由老師譜曲，共同在床邊唱給小涵聽的情深，是誰經過都無法不駐足的動容。

爸爸下筆成章，行事溫和，但不拖泥帶水，所以第一次完成了爸爸給小涵的歌。唱歌時，幾乎只剩最低意識的小涵，奮力反應著，似乎**想要讓爸爸知道，她可是真真切切地聽到了**。

媽媽有滿腹想對小涵說的話，但面臨著即將要與最愛的寶貝分離的巨大哀傷與千頭萬緒，即使是那最直接明白的愛，都醞釀了好久才終於下筆，於是爸爸媽媽的愛與祝福，還有已經滿溢的感謝與思念，都化成了樂符，圍繞在小涵病床邊，成為最懇切、安心的護欄，讓無法再延命的小涵，可以與父母在生命末尾，擁有不斷線的交流。

代替小涵，捐給醫院的安寧療護基金

小涵病情開始起伏時，有天爸爸媽媽把我拉到一邊，說準備了一筆捐款額度，想代替小涵捐給我們的安寧療護基金。我很是訝異。

一般我們都在照護關係結束之後，收到這樣的感謝與實質對安寧照護鼓舞的獻金，但小涵尚在病況變化之際，爸爸媽媽仍心繫對我們的感謝，甚至在乎著其他需要病床或是費用的病人可有著落，我是見所未見。

總在自己的需要上，想到別人的需要。他們在照顧反覆癲癇、意識改變的女兒之時，真真切切地把愛發揮到最大，**讓淚裡皆有疼惜**。

如同小涵與父母這樣的愛，我們會在每年世界安寧日的推廣活動中，將這些捐獻的心意，做成樣式與色澤不一的壓克力楓葉，邀請捐款者參與貼楓葉儀式。讓這些愛能夠長駐在安寧病房外的楓葉牆上，象徵愛的延續，也鼓舞醫療團隊持續付出的士氣。然而，小涵在活動儀式之前數日，成為了永恆的天使。

屢屢路過病房的楓葉牆，我總想，我們也思念小涵，爸爸媽媽想必更是，而我們的感謝一直有些缺憾，未能直接向小涵與家人獻上。

讓其他受苦的家庭也能寬慰

後來，我們情商為楓葉牆製作楓葉名牌的廠商，將印有小涵姓名的楓葉複製一片，再邀請病房靈性關懷師身為藝術家的女兒作畫。

畫上的人是育涵的爸爸媽媽和哥哥，放上爸爸媽媽為小涵創作的兩首歌 QR code。最後題上我們以小涵名字為引，小涵的形象為底的對句——「育蘊闊壯氣息，涵雅溫潤長情」。

在我們還沒帶著禮物到訪爸爸媽媽前，爸爸媽媽竟然先我們一步，已經回來病房探視醫療團隊了，這股勇氣實在讓人佩服。

實務上，這是對遺族很困難的事。因為必須回到最愛家人最後接受照顧的地方。小涵的爸爸媽媽細數見到誰，誰沒見到，不知道他哪個境況解決了沒等等，也帶來很多點心，照顧著大家。

後來等到禮物完成，我們到訪小涵家，更是被盛情款待。聊了很多，一起聊爸爸媽媽怎麼又回復運動，照顧自己的習慣；對生命除了自己與健康，什麼也無法帶走的領悟；那隨著時間仍舊刺痛，但逐漸安頓的哀傷，還有很多生活上的趣事，同時一起沉默的思念安放在家中後方寺裡，隨著菩薩修行的小涵。

臨走時，他們說：「我們就住在這裡，知道了喔，常來。」

小涵爸爸媽媽的善良總是不刻意彰顯，但在死生契闊的世界裡，小涵與父母的故事，足以讓其他受苦的家庭也能寬慰。

很想多活的小涵，在安寧照顧的歷程中，徹底地活得精采、立體，立體到我相信她絕對不會成為分母中的其中一員，因為她實在太有自己的聲音。

我不禁又再次為世界安寧療護之母西西里・桑德斯的祖訓感到信服。我默念著那段祖訓的最後一句後半段：「**我們會盡一切努力，幫助你安然逝去；但也會盡一切努**

力，讓你活到最後一刻。」

許多人誤以為安寧只有安然逝去。

事實上，在安然逝去之前，我們更在乎的是，**活得像自己，到最後一刻**，如同小涵。

宛婷醫師的暖心錦囊

音樂輔助治療是什麼？它在安寧照顧中的角色又是什麼呢？

・音樂治療自八〇年代開始至今，陸續已有不少音樂治療師學成返台後進入臨床，提供服務。

利用各種形式的音樂或音樂活動，讓病人或家屬以及照護者在音樂體驗歷程中，滿足其生理、心理或靈性需求，甚至可以輔助生理症狀與功能的緩和與訓練。

‧近年來，音樂治療與音樂照顧逐漸進入長照與安寧照護的領域。藉由旋律或歌曲，幫助對象聆聽時放鬆與互動，也透過認識音樂或歌曲對當事人的意義，可以引導情緒的抒發、生命故事的回顧與重整、重要關係之對話與共同回憶，並將這些關聯訊息，放入團隊的整體醫療照護計畫之中，協助形成心理靈性層面的照護策略，並且滾動式地調整。

【新書分享會】

《生命的最後一刻，都活得像自己——安寧照護的真義》

謝宛婷醫師／奇美醫院緩和醫療中心主任

2025／04／12（六）

時間｜15:00-17:00

地點｜版本書店（台南市北區開元路148巷33弄9號）

洽詢電話：(02)2749-4988

*免費入場，座位有限

國家圖書館預行編目資料

生命的最後一刻，都活得像自己：安寧照護的真義／謝宛婷著.──初版.──臺北市；寶瓶文化事業股份有限公司,2025.03
面；　公分,──（Vision；272）
ISBN 978-986-406-470-0（平裝）
1.CST: 安寧照護　2.CST: 生命教育

419.825　　114002416

Vision 272

生命的最後一刻，都活得像自己──安寧照護的真義

作者／謝宛婷　醫師
副總編輯／張純玲

發行人／張寶琴
社長兼總編輯／朱亞君
主編／丁慧瑋　編輯／林婕伃・李祉萱
美術主編／林慧雯
校對／張純玲・劉素芬・陳佩伶・謝宛婷
營銷部主任／林歆婕　業務專員／林裕翔　企劃專員／顏靖玟
財務／莊玉萍
出版者／寶瓶文化事業股份有限公司
地址／台北市110信義區基隆路一段180號8樓
電話／(02)27494988　傳真／(02)27495072
郵政劃撥／19446403　寶瓶文化事業股份有限公司
印刷廠／世和印製企業有限公司
總經銷／大和書報圖書股份有限公司　電話／(02)89902588
地址／新北市新莊區五工五路2號　傳真／(02)22997900
E-mail／aquarius@udngroup.com

法律顧問／理律法律事務所陳長文律師、蔣大中律師
如有破損或裝訂錯誤，請寄回本公司更換
著作完成日期／二〇二五年一月
初版一刷日期／二〇二五年三月
初版二刷日期／二〇二五年三月二十八日
ISBN／978-986-406-470-0
定價／四二〇元

寶瓶文化・愛書人卡

感謝您熱心的為我們填寫，對您的意見，我們會認真的加以參考，
希望寶瓶文化推出的每一本書，都能得到您的肯定與永遠的支持。

系列：Vision 272　書名：生命的最後一刻，都活得像自己——安寧照護的真義

1. 姓名：＿＿＿＿＿＿＿＿＿＿　性別：□男　□女

2. 生日：＿＿＿年＿＿＿月＿＿＿日

3. 教育程度：□大學以上　□大學　□專科　□高中、高職　□高中職以下

4. 職業：＿＿＿＿＿＿＿＿

5. 聯絡地址：＿＿＿＿＿＿＿＿＿＿＿＿＿＿＿＿＿＿＿＿＿＿＿＿

   聯絡電話：＿＿＿＿＿＿＿＿＿＿＿＿＿＿＿

6. E-mail信箱：＿＿＿＿＿＿＿＿＿＿＿＿＿＿＿

   □同意　□不同意　免費獲得寶瓶文化叢書訊息

7. 購買日期：＿＿年＿＿月＿＿日

8. 您得知本書的管道：□報紙／雜誌　□電視／電台　□親友介紹　□逛書店
   □網路　□傳單／海報　□廣告　□瓶中書電子報　□其他

9. 您在哪裡買到本書：□書店，店名＿＿＿＿＿＿＿＿＿＿＿＿　□劃撥
   □現場活動　□贈書
   □網路購書，網站名稱：＿＿＿＿＿＿＿＿　□其他＿＿＿＿＿＿＿＿

10. 對本書的建議：＿＿＿＿＿＿＿＿＿＿＿＿＿＿＿＿＿＿＿＿＿＿＿＿

＿＿＿＿＿＿＿＿＿＿＿＿＿＿＿＿＿＿＿＿＿＿＿＿＿＿＿＿＿＿＿＿

＿＿＿＿＿＿＿＿＿＿＿＿＿＿＿＿＿＿＿＿＿＿＿＿＿＿＿＿＿＿＿＿

＿＿＿＿＿＿＿＿＿＿＿＿＿＿＿＿＿＿＿＿＿＿＿＿＿＿＿＿＿＿＿＿

11.希望我們未來出版哪一類的書籍：

（請沿此虛線剪下）

亦可用線上表單。

寶瓶
讓文字與書寫的聲音大鳴大放
寶瓶文化事業股份有限公司

廣 告 回 函
北區郵政管理局登記
證北台字15345號
免貼郵票

寶瓶文化事業股份有限公司 收

110台北市信義區基隆路一段180號8樓
8F,180 KEELUNG RD.,SEC.1,
TAIPEI.(110)TAIWAN R.O.C.

（請沿虛線對折後寄回，或傳真至02-27495072。謝謝）